高级卫生专业技术资格考试用书

急诊医学全真模拟试卷与解析

（副主任医师/主任医师）

全真模拟试卷

主 编 唐彤丹

副主编 刘永华 孙 慧 张欣然 姜德颖

编 委 孔 娜 张 肖 李 晋 田 辉 纪丽丽

中国健康传媒集团

中国医药科技出版社

题型说明

一、单选题：每道试题由 1 个题干和 5 个备选答案组成，题干在前，选项在后。选项 A、B、C、D、E 中只有 1 个为正确答案，其余均为干扰选项。

例：早期肺癌的常见症状是

  A. 高热、胸痛

  B. 声嘶

  C. 上肢及颜面部肿胀

  D. 咳嗽、咳血痰

  E. 胸闷、呼吸困难

  答案：D

  解析：早期肺癌特别是周围型肺癌往往没有任何症状，大部分在胸部 X 线检查时发现。癌肿在较大的支气管内生长后，常出现刺激性咳嗽，极易误认为伤风感冒；另一个常见症状是咳血痰，通常为痰中带血点、血丝或断续地少量咯血，大量咯血很少见。肿瘤阻塞较大支气管时可出现胸闷、气促、发热、胸痛等症状。

二、多选题：每道试题由 1 个题干和 5 个备选答案组成，题干在前，选项在后。选项 A、B、C、D、E 中至少有 2 个正确答案。

例：原发性高血压的发病机制包括

  A. 神经机制

  B. 肾脏机制

  C. 激素机制

  D. 血管机制

  E. 胰岛素抵抗机制

  答案：ABCDE

  解析：原发性高血压的发病机制较复杂，总体包括：神经机制、肾脏机制、激素机制、血管机制及胰岛素抵抗机制等。大多数学者认为原发性高血压是多种机制共同作用的结果。

三、共用题干单选题：以叙述 1 个以单一患者或家庭为中心的临床情景，提出 2~6 个相互独立的问题，问题可随病情的发展逐步增加部分新信息，每个问题只有 1 个正确答案，以考查临床综合能力。答题过程是不可逆的，即进入下一问后不能再返回修改所有前面的答案。

例：患者，女，51 岁。因急性心肌梗死住院，住院第 3 天突然出现大汗、胸闷及血压下降，心电图示窦性心动过速。

1. 患者目前的诊断不考虑

  A. 心脏游离壁破裂

  B. 室间隔穿孔

  C. 再梗死或梗死进展

  D. 乳头肌断裂

  E. 心肌梗死后综合征（Dressler 综合征）

  答案：E

  解析：根据题中症状及表现可考虑为急性心肌梗死的并发症，梗死病变所致器质性并发症的可能性较大。但选项 E "心肌梗死后综合征"属于非特异性炎性并发症，其表现为心包炎、胸膜炎或肺炎，有发热、胸痛等症状。而题中患者无此症状，故不考虑心肌梗死后综合征。

2. 紧急处置中不应包括

  A. 应该迅速建立静脉通路

  B. 立即进行冠状动脉造影

  C. 升压药维持血压

  D. 床旁超声检查以明确诊断

E. 备好除颤仪

答案： B

解析： 结合患者的症状及体征，考虑急性心肌梗死并发症的可能性大。因此应该迅速建立静脉通路，给予升压药维持血压，备好除颤仪以备抢救使用，并进行床旁超声检查以明确诊断。没有必要立即进行造影检查，除非同时进行搭桥手术。

四、案例分析题：每道案例分析题有 3 ~ 12 问。每问的备选答案至少 6 个，最多 12 个，正确答案及错误答案的个数不定。考生每选对一个正确答案给 1 个得分点，选错一个扣 1 个得分点，直至扣至本问得分为 0。案例分析题的答题过程是不可逆的，即进入下一问后不能再返回修改所有前面的答案。

例：患者，男，52 岁。因进行性吞咽困难半年余入院。近 3 周只能进食流质食物，明显消瘦、乏力。查体：生命体征平稳，消瘦，颈部及锁骨上淋巴结未触及。

1. 首先考虑的诊断为

  A. 食管炎　　　　　　B. 食管息肉

  C. 食管癌　　　　　　D. 胃癌

  E. 食管良性狭窄　　　F. 消化性溃疡

  答案： C

  解析： 食管癌进展期的典型症状为进行性吞咽困难。中老年易患，发病年龄多在 50 岁以上。该患者为中年男性，反复吞咽困难半年余，进行性加重，最近只能进食流质食物，同时出现消瘦、乏力的表现，首先考虑食管癌的可能。

2. 为明确诊断，最有意义的检查是

  A. 食管拉网

  B. 胃镜及活组织检查

  C. 胸部 CT

  D. 食管钡餐造影

E. 放射性核素检查

F. 食管 MRI

  答案： B

  解析： 胃镜是食管癌诊断的首选方法，可直接观察病灶形态，并取活检以确诊。

3. 食管癌发病的高危因素有

  A. 喜食腌制食物

  B. 平素进食过快、过热

  C. 食管癌家族史

  D. Barrett 食管

  E. 偏爱高蛋白食物

  F. 吸烟

  答案： ABCDF

  解析： 长期吸烟和饮酒，喜食粗糙、腌制和过烫食物等对食管黏膜进行的慢性理化刺激以及胃食管反流病、腐蚀性食管灼伤和狭窄、贲门失弛缓症、食管憩室等慢性食管疾病引起的炎症均可导致食管癌的发生率增高。食管癌具有遗传特点。Barrett 食管有恶化为食管癌的倾向。

4. 胃镜检查提示食管距门齿 25cm 处可见约 1.0cm × 1.5cm 的不规则隆起，活检质脆，病理检查提示鳞状细胞癌。需要进行鉴别诊断的疾病有

  A. 食管良性肿瘤

  B. 贲门失弛缓症

  C. 食管结核

  D. 反流性食管炎

  E. 食管良性狭窄

  F. 食管外压性改变

  答案： ABCDEF

  解析： 食管癌须与可引起吞咽困难的疾病进行鉴别，包括食管其他类型的恶性肿瘤、食管炎、良性肿瘤、贲门失弛缓症、食管结核、食管外压迫等，结合内镜、超声内镜和病理检查可鉴别诊断。

目录

全真模拟试卷（一）

一、单选题：每道试题由 1 个题干和 5 个
备选答案组成，题干在前，选项在后。
选项 A、B、C、D、E 中只有 1 个为
正确答案，其余均为干扰选项。

1. 院前急性呼吸困难的处理首选
   A. 镇静 　　　　 B. 保持气道通畅
   C. 建立静脉通路 　 D. 吸氧
   E. 送往医院

2. 在灾难现场使用 START 分类法时，黑
   色代表的意思是
   A. 经紧急抢救性治疗后，有可能存活
   的危重患者
   B. 暂无生命危险，但延误处置仍可能
   加重伤情，应优先处置者
   C. 需要立即实施现场急救，生理指标
   好转后转送者
   D. 经开放气道措施（气管插管、气管
   切开）后恢复呼吸者
   E. 姑息治疗者

3. 《2020 年 AHA 心肺复苏与心血管急救指
   南》中成人胸外按压的频率为
   A. 60~80 次/分 　 B. 80~100 次/分
   C. 100 次/分 　　 D. 100~120 次/分
   E. 120 次/分

4. 临床表现为稽留热的疾病常见于
   A. 大叶性肺炎 　 B. 败血症
   C. 支气管肺炎 　 D. 恶性疟疾
   E. 风湿热

5. 患者，男，56 岁。因活动时出现胸闷、
   胸痛 5 小时就诊。既往体健，嗜烟酒。
   查体：BP 140/80mmHg，HR 97 次/分。

心电图显示 $V_{3~6}$ 导联 ST 段呈弓背向上
型抬高。舌下含服硝酸甘油后，胸痛不
缓解。目前该患者首选的治疗为
   A. 静脉注射钙通道阻滞剂
   B. 以 85 次/分的速率进行经皮起搏
   C. 经皮冠状动脉介入术（PCI）
   D. 溶栓治疗
   E. 继续观察

6. 患者疼痛刺激可睁眼，不能言语，对刺
   激有逃避反应。评估其意识状态为
   A. 正常 　　　　 B. 嗜睡
   C. 轻度昏迷 　　 D. 中度昏迷
   E. 重度昏迷

7. 患者，男，57 岁。在演讲中突然出现头
   痛、恶心、呕吐，血压 170/100mmHg，
   左侧肢体偏瘫，上述症状持续 20 分钟
   后自行缓解。最可能的诊断是
   A. 动脉粥样硬化性血栓性脑梗死
   B. 短暂性脑缺血发作
   C. 高血压脑病
   D. 分水岭梗死
   E. 脑栓塞

8. 患者，男，27 岁。有糖尿病病史，未规
   律控制血糖。1 天前出现呼吸困难，随后
   意识不清。实验室检查：指尖血糖测试
   Hi，尿糖（＋＋＋），尿酮体（＋＋＋）。
   该患者呼吸困难属于
   A. 肺源性 　　　　 B. 心源性
   C. 中毒性 　　　　 D. 血源性
   E. 神经精神性

9. 24 小时内咯血量达到多少时即可诊断为
   大量咯血

A. >100ml B. 200ml

C. 300ml D. 500ml

E. 100～300ml

10. 肺栓塞三联征指

A. 呼吸困难、胸痛、咯血

B. 胸痛、晕厥、咯血

C. 呼吸困难、晕厥、胸痛

D. 胸痛、休克、气促

E. 气促、心悸、胸痛

11. 患者，男，30岁。劳动时常有胸闷、气短等症状，下蹲可有缓解，多次在激动、突然站立时晕厥。查体：胸骨左缘第3、4肋间闻及3/6级喷射性收缩期杂音，超声心动图示室间隔肥厚和二尖瓣前叶在收缩前期前移。应给予的处理不包括

A. 可予硝酸盐或利尿剂减轻肺淤血

B. 可使用β受体拮抗剂（即使合并肺水肿）

C. 还可以用钙通道阻滞剂改善心脏舒张功能

D. 安置DDD或VVI起搏器，可减轻流出道梗阻

E. 化学消融可能是最好的治疗手段

12. 休克复苏的目标是

A. 血压恢复正常

B. 尿量恢复正常

C. 血容量恢复正常

D. 防治多器官功能障碍综合征（MODS）

E. 心率恢复正常

13. 目前广泛应用于脓毒症的临床评分是

A. Glasgow评分 B. APACHE Ⅱ评分

C. SOFA评分 D. LODS评分

E. TISS评分

14. 对于慢性持续期哮喘患者，使用糖皮质激素的首选途径是

A. 口服 B. 静脉滴注

C. 静脉注射 D. 吸入

E. 肌内注射

15. 患者，女，57岁。因慢性咳喘30余年，晨起排便屏气时突发右侧胸痛伴呼吸困难来诊，急诊诊断为右侧张力性气胸。以下处理不妥的是

A. 胸腔插管持续负压引流排气

B. 胸腔插管正压排气

C. 氧疗

D. 血气检测

E. 胸膜腔穿刺抽气

16. 下列有关解除气道异物引起的气道梗阻，描述错误的是

A. 反复腹部冲击法：对有意识的成人和大于1岁的儿童采用腹部冲击法是解除气道异物可行和有效的办法

B. 反复腹部冲击法：对有意识的成人和儿童及婴幼儿采用腹部冲击法是解除气道异物可行和有效的办法

C. 冲击法无效可立即建立人工气道，紧急情况下可进行环甲膜穿刺

D. 胸部冲击法：对于肥胖而不能环绕腹部的患者和妊娠末期的孕妇，应当采取胸部冲击法

E. 如果气道梗阻的成年人丧失了意识，应立即进行心肺复苏

17. 糖尿病酮症酸中毒患者的首要治疗措施为

A. 纠正酸中毒

B. 液体复苏、纠正水电失衡

C. 胰岛素治疗

D. 并发症治疗

E. 去除诱因

18. DIC常见的临床表现不包括

A. 谵妄、幻觉 B. 意识障碍

C. 出血 D. 休克

E. 急性肾功能损伤

心力衰竭和慢性肾功能不全

19. 肺栓塞患者出现下列哪种症状时应考虑溶栓治疗
    A. 心动过速　　　B. 咯血
    C. 休克　　　　　D. 低氧血症
    E. 呼吸困难

20. 对于破伤风患者，毒素最先影响的肌群可能是
    A. 咀嚼肌　　　　B. 面部表情肌
    C. 颈项肌　　　　D. 背腹肌
    E. 四肢肌

21. 甲型流感病毒划分亚型的依据是
    A. 核蛋白
    B. 糖蛋白
    C. 植物血凝素和神经氨酸酶
    D. M蛋白
    E. RNA聚合酶

22. 黏液性水肿昏迷患者最常见的诱发因素为
    A. 饱餐　　　　　B. 劳累
    C. 精神刺激　　　D. 寒冷刺激
    E. 饥饿

23. 对于巨幼细胞贫血患者，血常规检查中的平均红细胞体积为
    A. >80fl　　　　B. >85fl
    C. >90fl　　　　D. >95fl
    E. >100fl

24. 有关高血压急症的诊断标准，以下说法正确的是
    A. 动脉血压≥180/110mmHg
    B. 动脉血压≥210/130mmHg
    C. 动脉血压明显升高并有重要靶器官损害
    D. 动脉血压明显升高并有明显的高血压症状
    E. 动脉血压明显升高并有慢性充血性

25. 去甲肾上腺素不具有的作用是
    A. 兴奋β_1受体，有正性肌力作用
    B. 兴奋β_2受体，加快心率作用
    C. 兴奋α受体，升压作用
    D. 低血容量时应用不当可增加心肌耗氧量
    E. 不可与碱性溶液在同一输液管道内混合

二、多选题：每道试题由1个题干和5个备选答案组成，题干在前，选项在后。选项A、B、C、D、E中至少有2个正确答案。

26. 开放气道的方法有
    A. 双手举颏法　　B. 仰头抬颈
    C. 仰头抬颏法　　D. 双手托颌法
    E. 仰头托颌法

27. 属于咯血特点的是
    A. 出血前有喉部痒感、胸闷、咳嗽
    B. 血中可混有痰和泡沫
    C. 上腹部不适
    D. 血色鲜红
    E. pH呈酸性

28. 急性心包炎的胸痛特点是
    A. 胸骨下、心前区疼痛
    B. 疼痛常于体位改变、深呼吸、咳嗽、吞咽、卧位时加剧
    C. 疼痛可在坐位或前倾位时加重
    D. 结核性心包炎常无胸痛
    E. 非特异性心包炎的胸痛常极为剧烈

29. 上消化道出血经过治疗后，提示有继续出血或再出血的情况是
    A. 呕血或黑便次数增加
    B. 快速输血后，循环衰竭状态无明显改善
    C. 血红蛋白、血细胞比容继续下降

D. 在补液与尿量足够的情况下，尿素氮持续升高

E. 胃管内抽出黑色液体

30. 血管舒缩障碍性晕厥包括
   A. 颈动脉窦性晕厥
   B. 低血糖
   C. 咳嗽性晕厥
   D. 单纯性晕厥
   E. 排尿性晕厥

31. 可引起瞳孔缩小的中毒药物有
   A. 阿托品　　　B. 氯丙嗪
   C. 甲醇　　　　D. 吗啡
   E. 巴比妥

32. 渗出性胸腔积液的特点是
   A. 比重 >1.018
   B. 细胞总数 >0.5×10⁹/L
   C. 葡萄糖 <1.11mmol/L
   D. Rivalta 试验阳性
   E. 胸腔积液 LDH/血清 LDH >0.6

33. 以下哪些情况提示重症急性胰腺炎
   A. 血淀粉酶超过 500U/L
   B. 有休克症状
   C. 有腹肌紧张和腹膜刺激征
   D. 血钙低于 2.0mmol/L
   E. 血糖大于 11.2mmol/L（无糖尿病病史）

34. 提示脑出血患者出血未止的表现有
   A. 瞳孔由缩小转为散大
   B. 面色潮红
   C. 意识障碍程度加重
   D. 压眶反射消失
   E. 呼吸稍急促

35. 有关癫痫的描述，以下正确的是
   A. 终身不愈
   B. 抗癫痫药宜从最小有效剂量开始
   C. 用药后定期检查肝、肾功能

D. 单一药物无效或控制不好时可考虑联合用药

E. 部分原发性癫痫伴脑电图异常的患者有遗传倾向

36. 胰岛素主要适用于
   A. 重型糖尿病
   B. 糖尿病合并重感染
   C. 轻、中型糖尿病
   D. 糖尿病酮症酸中毒
   E. 以上均非

37. 系统性红斑狼疮的血清补体特点是
   A. 总补体下降　　　B. 血清 C5 下降
   C. 血清 C3 下降　　D. 补体 C1q 降低
   E. 血清 C4 下降

38. 中暑分型包括
   A. 热射病　　　　B. 热痉挛
   C. 热衰竭　　　　D. 高热型
   E. 体温正常型

39. 3 个月以内的婴儿患有化脓性脑膜炎，其临床特点是
   A. 高热　　　　　B. 昏迷
   C. 前囟隆起　　　D. 呕吐
   E. 脑膜刺激征明显

40. 小儿腹泻补钾的原则不包括
   A. 有尿后可补钾，治疗前 6 小时内有尿可按有尿处理
   B. 每日给钾 3~4mmol/kg
   C. 静脉滴注浓度不能超过 0.5%
   D. 全日补钾量不能少于 8 小时
   E. 第 2 天能进食时即可停止补钾

41. 对于胃肠型食物中毒的病原治疗，抗生素应用正确的是
   A. 轻症者首选喹诺酮类
   B. 通常不应用抗生素
   C. 抗生素应用至关重要
   D. 因致病菌易耐药应联合长期用药

E. 症状较重的患者应用抗生素

42. 休克的特殊监测指标包括
    A. 动脉血乳酸测定
    B. 中心静脉压
    C. 心输出量
    D. 肺毛细血管楔压
    E. 血细胞比容

43. 有关急性肾脏损伤（AKI）患者行血液净化治疗的描述，正确的是
    A. 对血流动力学不稳定的患者，建议使用连续性肾脏替代治疗（CRRT），而非标准的间断 RRT
    B. 对存在急性脑损伤或其他导致颅内压升高或脑水肿的患者，建议使用 CRRT，而非标准的间断 RRT
    C. AKI 患者行 RRT 时，推荐使用碳酸氢钠而非乳酸盐作为透析液和置换液的缓冲剂
    D. 合并肝衰竭时，建议使用乳酸盐而非碳酸氢钠作为透析液和置换液的缓冲剂
    E. 患者肾功能恢复至能满足自身需求时可停止 RRT

44. 诊断性腹腔穿刺的适应证包括
    A. 急性胰腺炎　　　B. 腹膜炎
    C. 急性胆囊炎　　　D. 急性低位肠梗阻
    E. 腹部外伤

45. 乳果糖治疗肝性脑病的机制是
    A. 促进肝糖原的合成
    B. 提供有益的乳酸杆菌
    C. 促进果糖分解为葡萄糖
    D. 酸化肠道而减少氨的吸收
    E. 促进血液中的氨通过渗入肠道排出

46. 高血压急症的定义是
    A. 血压突然显著升高
    B. 收缩压 >180mmHg 和/或舒张压 > 120mmHg
    C. 伴有靶器官功能不全表现
    D. 血压显著升高但不伴靶器官功能不全
    E. 需紧急救治

47. 硝酸甘油应避免用于
    A. 严重低血压
    B. 低血容量
    C. 严重心动过缓
    D. 心动过速
    E. 24 小时内应用过磷酸二酯酶（PDE）抑制剂（西地那非）的患者

48. 糖皮质激素应慎用或禁用于
    A. 活动性消化性溃疡、新近胃肠吻合术
    B. 抗菌药物不能控制的感染，如水痘，真菌感染
    C. 创伤修复期、骨折、角膜溃疡
    D. 严重高血压，糖尿病
    E. 严重精神病

三、共用题干单选题：以叙述 1 个以单一患者或家庭为中心的临床情景，提出 2 ~ 6 个相互独立的问题，问题可随病情的发展逐步增加部分新信息，每个问题只有 1 个正确答案，以考查临床综合能力。答题过程是不可逆的，即进入下一问后不能再返回修改所有前面的答案。

（49 ~ 50 题共用题干）

患者，女，68 岁。因活动后呼吸费力 5 天，加重 1 天来诊。无吸烟史；既往无高血压、冠心病等病史。ECG 提示完全性右束支传导阻滞；血气分析（FiO_2 为 50%）：pH 7.48，PaO_2 70mmHg，$PaCO_2$ 28mmHg，BE - 2.5mmol/L；凝血功能：PT 14.5 秒，APTT 45 秒，D - 二聚体 3.5mg/L；胸部 CT 正常。

49. 为进一步明确诊断，最恰当的检查是
    A. 心脏超声　　　　B. 冠脉造影
    C. 主动脉 CTA　　　D. CTPA
    E. 支气管动脉 CTA

50. 此患者的治疗药物应选择
    A. 拜阿司匹林　　　B. 阿托伐他汀
    C. 头孢曲松　　　　D. 低分子肝素
    E. 呋塞米

(51~52 题共用题干)

　　患者，男，30 岁。因发热 4 天，神志不清 1 天入院。急诊行腰椎穿刺检查，压力 320cmH_2O；脑脊液常规：白细胞 130 个/μl↑，分叶核细胞 15%，淋巴细胞 82%↑，单核 - 巨噬细胞 3%；潘氏试验阳性；墨汁染色阴性。

51. 患者脑脊液生化结果最可能是
    A. 糖、氯化物正常
    B. 糖、氯化物升高
    C. 糖、氯化物降低
    D. 糖升高，氯化物降低
    E. 糖升高，氯化物正常

52. 关于下一步的处理措施，正确的为
    A. 胸部 CT，明确是否有肺部病变
    B. 脑脊液普通培养，明确病原菌
    C. 阿昔洛韦针抗病毒治疗
    D. 美罗培南针抗感染
    E. 氟康唑针抗真菌

(53~56 题共用题干)

　　患者，男，74 岁。于晚上 6：00 被家人发现躺在床上，呼之不应，于 6：30 分送至急诊室。患者既往有冠心病、高血压、糖尿病病史。到急诊室时处于深度昏迷状态，口唇及颜面重度发绀。

53. 判断心搏骤停的指征不包括
    A. 心电示波为直线
    B. 心电图可见 QRS 波群，但不能闻及心音

C. 意识丧失
D. 大动脉搏动消失
E. 瞳孔放大

54. 导致心搏骤停的病理生理原因最常见的是
    A. 缓慢性心律失常
    B. 室上性心动过速
    C. 心室颤动
    D. 持续性室性心动过速
    E. 无脉性电活动

55. 一旦确诊为心搏骤停，必须争取在多长时间内重建呼吸和循环
    A. 4~6 分钟　　　　B. 6~8 分钟
    C. 8~10 分钟　　　D. 10~12 分钟
    E. 30 分钟

56. 当班医生查体发现大动脉搏动消失，应立即进行的处理是
    A. 静脉注射多巴胺
    B. 气管插管
    C. 静脉注射肾上腺素
    D. 静脉注射异丙肾上腺素
    E. 胸外按压

(57~58 题共用题干)

　　患者，女，77 岁。突发神志不清 1 天就诊，既往有糖尿病病史 20 余年，规律使用胰岛素治疗。查体：BP 145/72mmHg，神志浅昏迷，双侧瞳孔等大等圆，对光反射迟钝，心肺听诊无特殊，双侧病理征阴性。

57. 为明确诊断，此患者首选的检查是
    A. 头颅 MRI　　　　B. 血气分析
    C. 头颅 CT　　　　 D. 床旁快速血糖
    E. 腰椎穿刺

58. 床旁血糖 42mmol/L；血气分析：pH 7.35，PaO_2 90mmHg，PaCO_2 35mmHg，BE -3mmol/L。患者昏迷原因最可

能为

A. 颅内感染

B. 糖尿病酮症酸中毒

C. 糖尿病性高渗昏迷

D. 代谢性脑病

E. 脑血管意外

（59～61题共用题干）

患者，男，75岁。胸闷、憋气4天，加重伴不能平卧2小时。"120"转送，在转送过程中出现深昏迷。查体：GCS评分3分，双侧瞳孔等大等圆，直径2mm，对光反射好，口唇发绀，双肺无干、湿啰音及哮鸣音。心电监护：HR 90次/分，R 12次/分，BP 200/130mmHg，血氧饱和度测不出。入院立即行血气分析：pH 7.32，PaO_2 35.8mmHg，$PaCO_2$ 78.2mmHg，血糖9.1mmol/L，乳酸3.4mmol/L，$[HCO_3^-]$ 39.7mmol/L，$[K^+]$ 3.83mmol/L，$[Na^+]$ 126.9mmol/L，$[Cl^-]$ 86.7mmol/L。

59. 根据血气分析结果，患者可能的诊断是

A. Ⅰ型呼吸衰竭

B. Ⅱ型呼吸衰竭

C. 呼吸性酸中毒合并代谢性碱中毒

D. 高AG型呼吸性酸中毒合并代谢性酸中毒

E. 高AG型呼吸性酸中毒合并代谢性碱中毒

60. 提示：患者已为昏迷，GCS为3分，无创呼吸机辅助通气为禁忌。此时下一步诊疗措施最应该考虑的是

A. 完善头部CT及胸部CT检查

B. 纠正高乳酸血症

C. 无创呼吸机辅助呼吸

D. 经鼻高流量氧疗

E. 补充电解质，维持电解质平衡

61. 给予无创呼吸机辅助呼吸治疗，模式

CPAP，吸氧浓度40%，PEEP 5cmH$_2$O，PS 12cmH$_2$O，患者心率下降到60次/分，呼吸10次/分，血压140/80mmHg，血氧饱和度95%。但患者仍处于昏迷状态，复查血气分析：pH 7.23，PaO_2 80.8mmHg，$PaCO_2$ 119.7mmHg，血糖6.1mmol/L，乳酸0.1mmol/L，$[HCO_3^-]$ 49.9mmol/L，$[K^+]$ 3.46mmol/L，$[Na^+]$ 129.7mmol/L，$[Cl^-]$ 86.6mmol/L。此时应采取的治疗措施是

A. 气管插管呼吸机辅助呼吸

B. 补充电解质，维持电解质平衡

C. 调整无创呼吸机参数设置

D. 抗感染治疗

E. 化痰及雾化吸入治疗

（62～63题共用题干）

患者，男，32岁。入院诊断考虑为阵发性室上性心动过速，既往有预激综合征病史1年。查体：BP 135/70mmHg，神志清，双肺未闻及啰音，HR 164次/分，律齐，无杂音。

62. 此患者不宜采用的药物是

A. 毛花苷丙   B. 胺碘酮

C. 普罗帕酮   D. 硫氮草酮

E. 维拉帕米

63. 患者如果经药物（普罗帕酮70mg）治疗未转复，并出现胸痛，血压下降，则下一步的治疗措施是

A. 食管调搏   B. 电复律

C. 改用胺碘酮   D. 加用腺苷

E. 胸外按压

（64～65题共用题干）

患者，女，32岁。因牙龈出血伴月经过多1个月来诊。查体：双下肢可见出血点。血常规：WBC 5.6×10^9/L，N 65%，Hb 95g/L，PLT 6×10^9/L，Ret 3%；骨髓穿刺报告提示巨核细胞数量增多，伴成熟

障碍。

64. 患者首先考虑的诊断为
    A. 血栓性血小板减少症
    B. 溶血性贫血
    C. 再生障碍性贫血
    D. 弥散性血管内凝血
    E. 特发性血小板减少症

65. 以下处理措施错误的是
    A. 使用糖皮质激素
    B. 静脉丙种球蛋白冲击治疗
    C. 卧床休息，避免外伤
    D. 禁止输注血小板
    E. 加强口腔护理

四、案例分析题：**每道案例分析题有 3 ~ 12 问。每问的备选答案至少 6 个，最多 12 个，正确答案及错误答案的个数不定。考生每选对一个正确答案给 1 个得分点，选错一个扣 1 个得分点，直至扣至本问得分为 0，即不含得负分。案例分析题的答题过程是不可逆的，即进入下一问后不能再返回修改所有前面的答案。**

（66 ~ 70 题共用题干）

患者，女，69 岁。因憋气 1 周，尿少 3 天，咯血 1 天就诊。1 周前患者于活动后出现憋气，不伴胸痛、发热、咳嗽，休息后可缓解，夜间可平卧入睡，尿量约 1500ml/d。3 天前尿量减少至 500ml/d，伴有恶心、食欲缺乏。1 天前出现血痰，鲜红色，每天 3 ~ 5 次，每次约 20ml，收入我院。9 年前有胃溃疡病史。否认高血压、糖尿病、肾病病史，否认支气管扩张、慢性支气管病史；否认肝炎、结核病病史；否认烟酒嗜好及疫水、疫区接触史。查体：T 36.8℃，P 90 次/分，R 29 次/分，BP 149/98mmHg。意识清楚，自主体位，颈静脉充盈。双肺呼吸音粗，可闻及湿啰

音。HR 90 次/分，叩诊心界扩大，心律齐，$P_2 < A_2$，各瓣膜听诊区未闻及杂音及心包摩擦音。腹软无压痛，移动性浊音（-）。双下肢轻度水肿。

66. 患者入院应常规做的检查包括
    A. 血气分析   B. 胸部 X 线片
    C. 脑钠肽（BNP）D. 支气管镜
    E. 胃镜   F. 肺动脉造影
    G. 心脏超声   H. 肾脏超声
    I. 肿瘤标志物   J. 痰培养
    K. 胸部 CT 平扫

67. 提示：实验室检查：外周血 WBC 16.8×10^9/L，Hb 68g/L，PLT 338×10^9/L，N 0.86，CRP > 160mg/L；Cr 528μmol/L，ALB 19.6g/L，$[Ca^{2+}]$ 1.88mmol/L，$[P]$ 1.81mmol/L，$[K^+]$ 5.0mmol/L，$[HCO_3^-]$ 18mmol/L，BUN 40.1mmol/L，BNP 1470pg/ml；尿蛋白（+++），尿潜血（+++），尿比重（SG）1.011，尿 RBC > 100 个/HP（混合性红细胞），尿 WBC 5 ~ 10 个/HP；凝血功能正常；血气分析：pH 7.42，动脉 $PaCO_2$ 35mmHg，PaO_2 72mmHg，$[HCO_3^-]$ 21mmol/L。胸部 X 线片：心影大，双肺渗出，右侧少量胸腔积液。患者咯血可能的原因初步考虑为
A. 肺炎
B. 心力衰竭
C. 肿瘤
D. 肺栓塞
E. 肺结核
F. 流行性出血热
G. 自身免疫性疾病
H. 原发性肺动脉高压

68. 初步考虑采用的治疗方法包括
    A. 扩血管   B. 利尿

C. 抗感染　　　　D. 止血药物

E. 纠正贫血　　　F. 支气管镜

G. 抗凝　　　　　H. 血液透析

I. 介入栓塞

69. 提示：患者经过上述治疗 2 天，病情未见好转，咯血加重，每隔 10 分钟咯 5～10ml 鲜红色血痰，憋气加重，并出现发热，体温最高 39.4℃。实验室检查：痰培养（－），痰找抗酸杆菌（－），痰涂片找真菌（－），PCT（－），G 实验（－），抗核抗体谱（－），ANCA 阳性 P 型，PR3 抗体（－），GBM 抗体（＋），MPO 抗体（＋）。BNP 及 Cr 较入院升高。复查胸部 X 线片示双肺渗出增多，可见弥漫斑片状密度增高影。目前咯血原因考虑为

A. 肺炎

B. 肺栓塞

C. 心功能不全

D. ANCA 相关血管炎合并 GBM 病导致肺泡出血

E. 肿瘤

F. 凝血功能障碍

70. 目前治疗调整为

A. 血浆置换　　　B. 血液透析

C. 激素冲击　　　D. 抗感染

E. 对症输血止血　F. 介入栓塞

G. 手术

（71～74 题共用题干）

患者，男，68 岁。因胸闷、胸痛 6 天，加重 1 小时由救护车送至急诊。途中心电图提示 $V_{1～6}$ ST 段轻度抬高。既往有肺癌病史。查体：BP 110/60mmHg，HR 120 次/分，R 22 次/分，SpO_2 92%；神志清楚，自主体位，颈静脉怒张；两肺呼吸音清，未闻及明显啰音；心音低；腹软，无压痛、反跳痛；四肢活动自如。

71. 必须完善的检查包括

A. 心电图　　　　B. 肌酸激酶同工酶

C. 肌钙蛋白　　　D. 肾功能

E. 血常规　　　　F. 凝血功能

G. 电解质　　　　H. 肝功能

I. 降钙素原（PCT）

72. 如果明确为 ST 段抬高型心肌梗死，需要给予的治疗为

A. 阿司匹林 100mg 口服

B. 阿司匹林 300mg 嚼服

C. 氯吡格雷 75mg 口服

D. 氯吡格雷 300mg 嚼服

E. 硝酸甘油泵入

F. 硝酸甘油舌下含服

G. 吗啡镇痛

H. 美托洛尔控制心室率

I. 口服他汀类降脂药

73. 提示：复查心电图结果示肢导低电压，$V_{1～6}$ ST 段轻度抬高；R 波振幅高低不等。实验室检查：心肌酶轻度升高。此时首选联系的部门是

A. 心导管室　　　B. CT 室

C. 心超室　　　　D. 心电图室

E. 检验科　　　　F. 心内科

G. 心外科

74. 提示：急诊心脏彩超提示大量心包积液。行心包穿刺，为血性心包积液，内有恶性细胞。后患者胸闷、胸痛明显好转。复查心肌酶转阴。患者后续治疗为

A. 阿司匹林 100mg 口服

B. 氯吡格雷 75mg 口服

C. 美托洛尔控制心室率

D. 口服他汀类降脂药

E. 肿瘤科随诊

F. 心内科随诊

(75~79 题共用题干)

患者，男，46 岁。近 4 年来反复上腹部疼痛，今日再次出现上腹部剧痛，口服抑酸药不缓解，4 小时后来我院就诊。查体：腹部平坦，全腹压痛、反跳痛，板状腹。既往病史（－）。急诊行腹部平片提示膈下游离气体。

75. 该患者的诊断考虑是

   A. 胃穿孔

   B. 十二指肠溃疡穿孔

   C. 急性心肌梗死

   D. 绞窄性肠梗阻

   E. 急性出血坏死性胰腺炎

   F. 输尿管结石

76. 提示：患者予以急诊手术，发现胃窦穿孔，予以毕Ⅱ式胃大部切除手术，术后第 5 天出现上腹部膨胀感和呕吐，呕吐物中含大量胆汁，无明显腹膜刺激征，肛门有排气。可能的原因有

   A. 术后胃排空障碍

   B. 吻合口梗阻

   C. 输出袢梗阻

   D. 输入袢梗阻

   E. 胃空肠吻合口瘘

   F. 麻痹性肠梗阻

77. 可采用的处理方法包括

   A. 禁食，胃肠减压

   B. 胃镜下球囊扩张术

   C. 观察 1 周，如不缓解，手术探查

   D. 观察 1 个月，如不缓解，手术探查

   E. 急诊手术探查

   F. 加强营养

   G. 心理治疗，缓解患者的紧张情绪

78. 提示：如果病理回报为胃癌穿孔，术后 10 天，患者近 3 天体温 38℃左右，胸部 X 线片正常，尿常规正常，尿量正常，伤口愈合，查体发现右小腿疼

痛肿胀，活动受限，腓肠肌疼痛，皮肤颜色无明显变化。围绕可能的诊断，应做的检查是

   A. D－二聚体

   B. 下肢 X 线平片

   C. 下肢 CT 平扫

   D. 下肢 MRI

   E. 下肢血管彩超检查

   F. 肾功能

79. 根据《深静脉血栓形成的诊断和治疗指南（第 3 版）》，针对该患者，推荐的治疗方式为

   A. 积极活动下肢

   B. 低分子肝素抗凝

   C. 手术取血栓

   D. 抬高患肢

   E. 予以静脉溶栓药溶栓

   F. 导管溶栓

(80~83 题共用题干)

患者，男，55 岁，农民。2 天来无明显诱因出现头痛、全身不适、吞咽困难及饮水呛咳，不能进食，无咽痛、牙痛及发热，无抽搐及大小便失禁。在当地医院就诊，行食管吞钡造影，未见明确食管器质性病变；头颅 CT：右侧基底节区腔隙性脑梗死，对症治疗疗效不佳后来诊。否认既往高血压、糖尿病及冠状动脉粥样硬化性心脏病等慢性疾病。入院查体：T 38℃，BP 140/70mmHg，HR 110 次/分，神志清楚，口唇无发绀，头颈转动不自如，脑膜刺激征（－），张口受限，双侧呼吸音粗，右肺可闻及湿啰音。右小腿外侧皮肤可见一伤口，长 1cm，已结痂。神经系统检查：构音不清，腱反射亢进，余未见异常。血常规：外周血 WBC 12.8×10^9/L，N 0.85。

80. 目前可能的诊断考虑是

   A. 脑干梗死

B. 中枢神经系统感染

C. 右侧肺炎

D. 破伤风

E. 急性化脓性扁桃体炎

F. 急性牙周炎

81. 提示：入院第 3 天，患者多于开灯、开关门等声光刺激时出现牙关紧闭、张口困难、苦笑面容、颈肌痉挛、腰背部肌僵直、角弓反张，并有大汗淋漓。目前急诊处理措施包括

  A. 寻找患者全身有无伤口，无论是否愈合，均应行彻底清创术

  B. 缓慢静脉滴注破伤风抗毒素，注射前需皮试

  C. 如患者过敏，可使用破伤风免疫球蛋白

  D. 安排患者住单间，避免声、光刺激

  E. 可使用镇静和安眠药物

  F. 为控制抽搐，可在气管切开基础上给予肌松剂

  G. 补充水、电解质，放置胃管行鼻饲给予肠内营养支持

  H. 青霉素 100 万单位，肌内注射，q. 6h

82. 患者多次出现全身肌肉持续性收缩和痉挛，可能出现的并发症包括

  A. 骨折   B. 尿潴留

  C. 肝衰竭   D. 肺部感染

  E. 酸中毒   F. 循环衰竭

  G. 横纹肌溶解 H. 应激性溃疡出血

  I. 窒息

83. 有关破伤风发病机制的描述，正确的是

  A. 破伤风杆菌是一种革兰染色呈阴性的厌氧性芽孢杆菌

  B. 破伤风杆菌的致病性主要是由其分泌的内毒素引起的

C. 引起症状的主要毒素是痉挛毒素，对神经有特殊的亲和力，能引起肌肉痉挛

D. 破伤风毒素经血液循环和淋巴系统附着在血清蛋白上到达脊髓前角灰质细胞或脑干的运动神经核

E. 到达中枢神经系统后，痉挛毒素主要结合在灰质中的突触小体膜的神经节苷脂上，使其不能释放抑制性递质

F. 痉挛毒素也可以影响交感神经，导致大汗、血压不稳和心动过速

(84～87 题共用题干)

患者，女，61 岁。被蛇咬伤 3 小时入院。患者于 2 小时前在草地行走时被蛇咬伤，自行清洗伤口后，由家人送来急诊。查体：T 37℃，双侧上眼睑抬起困难，R 28 次/分，HR 108 次/分，血压处于正常范围；呼吸音弱，未闻及肺部啰音和心脏杂音；腹部检查未见异常；右下肢踝关节上方可见小伤口，局部无出血和淤青等。

84. 急诊最应做的检查是

  A. 血常规   B. 血气分析

  C. 胸部 X 线平片 D. 心电图

  E. 肝功能   F. 肾功能

  G. 心肌酶学

85. 患者诉说是被黑白相间横纹的蛇咬伤。首先考虑的诊断是

  A. 银环蛇咬伤

  B. 蝮蛇咬伤

  C. 竹叶青蛇咬伤

  D. 非毒蛇咬伤

  E. 银环蛇咬伤并呼吸衰竭

  F. 黑白王蛇咬伤

86. 处理措施包括

  A. 现场用火烧灼伤口

  B. 捆绑伤口近侧以延缓毒素吸收

C. 尽快应用抗毒血清

D. 实施机械辅助通气

E. 预防感染

F. 输注白蛋白

87. 患者 PaO_2 57mmHg，$PaCO_2$ 32mmHg。下列描述错误的是

    A. 如果没有条件实施有创机械通气，可以在无创通气辅助呼吸下转院

    B. 如果没有抗毒血清必死无疑

    C. 要注意防治多器官功能障碍综合征

    D. 为避免发生呼吸机相关肺炎，$PaO_2 \geq 30$mmHg 时不用机械通气辅助呼吸

    E. 尽快实施连续肾脏替代治疗（CRRT）

    F. 应注射破伤风抗毒血清

（88~91 题共用题干）

    患者，女，50 岁。有 2 型糖尿病病史 10 余年。因突发意识不清由家属送至急诊。查体：T 36.2℃，BP 100/60mmHg，HR 110 次/分，R 20 次/分，SpO_2 95%；浅昏迷，颈软，心肺未触及明显异常，腹软，压之无反应。实验室检查：血糖 30.0mmol/L，血酮体 6.8mmol/L；血［Na^+］129mmol/L，血［K^+］4.5mmol/L，血［Cl^-］92mmol/L；肝肾功能正常。

88. 初步诊断考虑为

    A. 1 型糖尿病

    B. 2 型糖尿病

    C. 低血糖

    D. 糖尿病高渗性昏迷

    E. 糖尿病酮症酸中毒昏迷

    F. 低钠血症

89. 给予扩容补液，降血糖治疗。患者合适的降糖速度为

    A. 每小时 1.0~2.0mmol/L

    B. 每小时 2.0~2.8mmol/L

C. 每小时 3.9~6.1mmol/L

D. 每小时 4.2~5.0mmol/L

E. 每小时 5.0~5.5mmol/L

F. 每小时 5.5~6.0mmol/L

90. 提示：经扩容补液，降血糖治疗后，患者神志好转，但有明显四肢无力感。查体：神志清楚，无冷汗，无力以下肢为著，肌力 3 级。此时最应关注的检查结果为

    A. 血糖   B. 血酮体

    C. 头颅 CT   D. 脑电图

    E. 肌电图   F. 电解质

    G. 腰穿

91. 提示：监测血［K^+］2.0mmol/L，血［Na^+］133mmol/L，血糖 22.3mmol/L，血酮体 5.6mmol/L。合适的处理是

    A. 继续补液

    B. 暂停补液

    C. 继续使用胰岛素

    D. 暂停使用胰岛素

    E. 口服氯化钾缓释片补钾

    F. 静脉补钾

（92~96 题共用题干）

    患者，男，17 岁。因吞服百草枯 3 小时入院。患者于 24 小时前与其父亲吵架后即购买 1 瓶百草枯并吞服 2 口，随即被家人发现并送附近卫生院洗胃后送我院（药瓶及剩余药液一起送来）。诊断为急性百草枯中毒，按《急性百草枯中毒诊治专家共识（2013）》进行了常规处理。1 小时前患者出现明显呼吸困难。查体：T 37.8℃，P 108 次/分，R 34 次/分，两下肺闻及散在湿啰音，心脏检查未见明显异常，腹部（－）。实验室检查：Hb 125g/L，外周血 WBC 12.8×10^9/L，N 0.80，呼吸室内空气下测得 PaO_2 为 38mmHg，$PaCO_2$ 32mmHg，心肌酶谱及肝肾功能指标均稍有升高。

92. 目前最准确的诊断是
    - A. 急性百草枯中毒
    - B. 急性百草枯中毒并呼吸衰竭
    - C. 急性百草枯中毒并急性呼吸窘迫综合征（ARDS）
    - D. 急性百草枯中毒并多器官功能障碍综合征（MODS）
    - E. 急性百草枯中毒并气胸
    - F. 急性百草枯中毒并肺炎
    - G. 急性百草枯中毒并急性心力衰竭

93. 提示：心肌酶谱及肝肾功能指标均稍有升高，但均未达到正常值的2倍，胸部X线正侧位片见两下肺斑片状淡薄影，边界不清，未见肺动脉高压。需要鉴别或排除的疾病包括
    - A. 重症肺炎
    - B. 心力衰竭
    - C. 肺动脉栓塞
    - D. 补液过量
    - E. 特发性肺纤维化急性加重
    - F. 气胸
    - G. 支气管哮喘

94. 该患者的治疗措施包括
    - A. 气管插管、机械通气辅助呼吸
    - B. 行连续肾脏替代治疗（CRRT）
    - C. 保护心脏、肝脏、肾脏功能，保护胃黏膜
    - D. 大量应用肾上腺皮质激素
    - E. 采取肺保护性通气策略和肺开放策略
    - F. 防治感染
    - G. 应用抗氧化剂

95. 该患者采取的肺保护性通气策略包括
    - A. 允许性高碳酸血症
    - B. 压力限制性通气
    - C. 小潮气量通气
    - D. 呼气末正压通气（PEEP）应用

E. 反比通气
F. 体外膜肺氧合技术

96. 与治疗监测及指导治疗相关的检查包括
    - A. 脉搏指数连续心输出量（PICOO）监测
    - B. 机械通气－呼吸力学监测
    - C. 中心静脉压与肺动脉压力监测
    - D. 氧代谢动力监测
    - E. 呼气末二氧化碳监测
    - F. 纤维支气管镜检查与治疗
    - G. 动脉血气分析

（97~100题共用题干）

患者，男，38岁，矿工。因腰部及左下肢被倒塌的砖墙压住8小时来诊。来诊前8小时因塌方致腰部及左下肢被石块压住，6小时后方被救出，因其左下肢肿胀、发绀，并有口渴，尿少，尿呈酱油色，遂送至医院。既往体健，否认药物过敏史。查体：P 120次/分，BP 95/70mmHg。心肺腹未见明显异常，左下肢明显肿胀，皮肤有散在瘀斑及水疱，足背动脉搏动存在，趾端凉，无明显骨折征。

97. 优先考虑的诊断是
    - A. 感染性休克
    - B. 肾挫伤
    - C. 左下肢挫伤
    - D. 左下肢血栓形成
    - E. 挤压伤综合征
    - F. 挤压伤

98. 静脉输液宜首选
    - A. 全血
    - B. 血浆
    - C. 右旋糖酐
    - D. 等渗盐加入1.25%碳酸氢钠溶液
    - E. 5%葡萄糖
    - F. 高渗糖水

99. 此患者应完善的检查有

    A. 下肢血管及泌尿系 B 超

    B. 心电图

    C. 肝肾功能

    D. 双下肢 X 线平片及骨盆 X 线平片

    E. 血、尿常规

    F. 血气分析

    G. 电解质、心肌酶

    H. 出凝血时间

100. 提示：如经积极内科治疗患者肾功能持续未改善，持续少尿，血 $[K^+]$ 6.9mmol/L，HR 45 次/分，心电图：P 波消失，QRS 波宽大。下一步最恰当的处理是

    A. 继续补液，加强碱化尿液

    B. 紧急透析

    C. 患肢截肢

    D. 大剂量使用利尿剂

    E. 患肢切开减压

    F. 维持原治疗

全真模拟试卷（二）

一、单选题：每道试题由 1 个题干和 5 个备选答案组成，题干在前，选项在后。选项 A、B、C、D、E 中只有 1 个为正确答案，其余均为干扰选项。

1. 我国正在研究发展的医学救援信息指挥系统应具备的功能不包括
   A. 信息共享、信息资源管理及信息传输处理功能
   B. 实时交流功能
   C. 独立决策功能
   D. 决策支持功能
   E. 会议和办公功能

2. 机械通气的禁忌证是
   A. 慢性阻塞性肺疾病急性加重，感染症状未控制
   B. 低血容量性休克，未补充血容量
   C. 急性呼吸窘迫综合征
   D. 急性脑血管病，累及脑干
   E. 心搏骤停

3. 患者，女，83 岁。主因发热 1 天，伴有咳嗽、咳黏痰就诊。既往病史：糖尿病 30 年，使用胰岛素控制血糖，血糖波动范围为 7～8mmol/L。查体：体温 39℃，血压 90/50mmHg，心率 110 次/分，呼吸 22 次/分，神志淡漠，双肺可闻及广泛痰鸣音，心律齐，腹软，双下肢不肿。血气分析（FiO_2 21%）：pH 7.23，PCO_2 71mmHg，PO_2 44mmHg，[HCO_3^-] 24.8mmol/L，BE －0.7mmol/L，GLU 15mmol/L。以下措施不恰当的是
   A. 积极液体复苏
   B. 尽早放入抢救室

C. 持续床旁心电、血压、氧饱和度监测
   D. 持续面罩给氧
   E. 尽早行气管插管

4. 以下属于脑源性晕厥的是
   A. 咳嗽性晕厥
   B. 低血糖
   C. 颈动脉窦综合征
   D. 短暂性脑缺血发作
   E. 肺栓塞

5. 急性阑尾炎上腹部及脐周疼痛的原因为
   A. 合并急性胃肠炎
   B. 弥漫性腹膜炎刺激
   C. 胃肠道反应性痉挛
   D. 内脏神经反射
   E. 内脏功能紊乱

6. 上消化道出血的范围是指
   A. 贲门以上出血
   B. 胃窦以上出血
   C. 幽门以上出血
   D. Trietz 韧带以上出血
   E. 回盲部以上出血

7. 抢救咯血窒息患者时，最关键的措施是
   A. 立即使用中枢呼吸兴奋剂
   B. 让患者取患侧卧位
   C. 立即使用鼻导管吸氧
   D. 立即采用解除呼吸道梗阻的措施
   E. 立即输血或输液

8. 有关甲状腺危象与严重甲状腺功能亢进患者的鉴别，描述正确的是
   A. 容易鉴别

B. 不易区分

C. 只通过临床表现鉴别

D. 只通过实验室指标鉴别

E. 通过病史鉴别

9. 急性胰腺炎最主要的临床表现是

A. 腹痛   B. 恶心、呕吐

C. 发热   D. 腹胀

E. 呼吸困难

10. 大脑中动脉闭塞最常见的表现是

A. 四肢瘫痪，双侧面瘫，不能言语，不能进食，只有眼球上下运动

B. 眼球震颤，同侧 Homer 征，交叉性感觉障碍，同侧小脑共济失调

C. 对侧偏瘫，偏身感觉障碍，优势侧伴失语

D. 对侧偏瘫，无感觉障碍及偏盲，同向偏盲

E. 对侧偏瘫，肌张力增高，自发性疼痛

11. 患者，女，30 岁。爱人身亡，突然精神失常。检查问：你今年多大岁数？答：3 岁；问：你在何处工作？答：我是幼儿园的小朋友。情感及行为表现幼稚。患者的症状是

A. 虚构   B. 错构

C. 后天性痴呆   D. 假性痴呆

E. 自知力缺乏

12. 异位妊娠最常见的部位是

A. 输卵管   B. 腹腔

C. 子宫宫腔内   D. 卵巢

E. 子宫残角

13. 患儿，男，3 岁。因呼吸衰竭和心动过缓在急诊抢救室抢救。现已气管插管开放气道、供氧，但心动过缓不能缓解，无房室传导阻滞。此时最适合的药物是

A. 阿托品   B. 多巴胺

C. 腺苷   D. 肾上腺素

E. 去甲肾上腺素

14. 中暑患者应在 1 小时内使直肠温度降至

A. 35.8℃ ~ 36.9℃

B. 36.8℃ ~ 37.9℃

C. 37.8℃ ~ 38.9℃

D. 38.8℃ ~ 39.9℃

E. 39.8℃ ~ 40.9℃

15. 患者，男，44 岁。头部外伤后昏迷 30 分钟后清醒，送往医院途中再次昏迷，伴呕吐。查体：浅昏迷，双瞳孔等大等圆，对光反射迟钝。此患者最可能的诊断是

A. 脑震荡   B. 硬膜下血肿

C. 脑挫裂伤   D. 硬膜外血肿

E. 颅内血肿

16. 口服杀虫剂美曲磷酯（敌百虫）中毒后，不能用于洗胃的是

A. 温开水

B. 生理盐水

C. 2% 碳酸氢钠

D. 口服液状石蜡

E. 1∶5000 高锰酸钾

17. 心搏骤停患者的初始用药方案是

A. 静脉注射 0.5mg 阿托品

B. 静脉注射 1mg 阿托品

C. 静脉注射 1mg 肾上腺素

D. 静脉注射 3mg 肾上腺素

E. 静脉注射 5mg 肾上腺素

18. 患者出现急性剧烈胸痛、血压高、突发主动脉瓣关闭不全、两侧脉搏不等。该患者最可能的诊断是

A. 急性心肌梗死

B. 急性肺血栓栓塞症

C. 急性心包炎

D. 张力性气胸

E. 主动脉夹层

19. 炭疽杆菌一次感染后免疫力一般可维持

 A. 1~2 个月   B. 2~3 个月

 C. 6~7 个月   D. 3~6 个月

 E. 7~8 个月

20. 阻塞性缺血性肠病的病因不包括

 A. 房颤栓子脱落

 B. 血液高凝状态

 C. 门静脉高压

 D. 动脉炎

 E. 溃疡性结肠炎

21. 肺血栓栓塞症（PE）患者被血栓堵塞的血管是

 A. 肺动脉或肺动脉分支

 B. 肺静脉

 C. 冠状动脉

 D. 肺毛细血管

 E. 主动脉干

22. 脑梗死急性期血压在什么范围内应使用降压药物治疗

 A. 收缩压 >140mmHg，舒张压 >90mmHg

 B. 收缩压 >160mmHg，舒张压 >95mmHg

 C. 收缩压 >180mmHg，舒张压 >105mmHg

 D. 收缩压 >200mmHg，舒张压 >130mmHg

 E. 收缩压 >200mmHg，舒张压 <130mmHg

23. 在急性肾衰竭患者少尿期或无尿期，需紧急处理的电解质失调是

 A. 低氯血症   B. 低钠血症

 C. 低钙血症   D. 高镁血症

 E. 高钾血症

24. 有关多巴胺药理作用的描述，错误的是

 A. 属于儿茶酚胺类药物

B. 作用呈剂量依赖性

C. $1 \sim 4 \mu g/(kg \cdot min)$ 时主要是多巴胺样激动剂效应，有收缩肾血管作用

D. $5 \sim 10 \mu g/(kg \cdot min)$ 时激动 β 受体，可增加心肌收缩力和心输出量

E. $10 \sim 20 \mu g/(kg \cdot min)$ 时 α 受体激动效应占主导地位，使外周血管阻力增加

25. 心肺复苏期间，为控制难治性室性心动过速和心室颤动，建议应用

 A. 肾上腺素   B. 阿托品

 C. 胺碘酮   D. 碳酸氢钠

 E. 异丙肾上腺素

二、多选题：每道试题由 1 个题干和 5 个备选答案组成，题干在前，选项在后。选项 A、B、C、D、E 中至少有 2 个正确答案。

26. 有关电除颤操作要点的描述，错误的有

 A. 患者仰卧位于软床上

 B. 充分暴露前胸，电极板直接放置胸壁与皮肤接触，开始除颤

 C. 将一电极板放置于胸骨右缘第 2、3 肋间，另一电极板放置于心尖部

 D. 两电极板之间距离 <10cm

 E. 开始除颤时，操作人员和其他人员不应再接触患者

27. 便血伴腹痛可见于

 A. 消化性溃疡   B. 肝、胆道出血

 C. 细菌性痢疾   D. 肠系膜血栓形成

 E. 急性出血性坏死性肠炎

28. 以下哪种疾病引起的出血可诊断为咯血

 A. 支气管扩张   B. 肺栓塞

 C. 肺脓肿   D. 支气管肺癌

E. 支气管炎

29. 觉醒程度分类包括
   A. 嗜睡　　　　　　B. 谵妄
   C. 浅昏迷　　　　　D. 中度昏迷
   E. 深昏迷

30. 麻醉镇痛药中毒时，临床表现的"三联征"包括
   A. 昏迷　　　　　　B. 高热
   C. 呼吸抑制　　　　D. 皮肤多个针孔
   E. 针尖样瞳孔

31. 在急性胰腺炎发病中，起作用的消化酶是
   A. 磷脂酶A2　　　　B. 激肽释放酶
   C. 弹性蛋白酶　　　D. 胃蛋白酶
   E. 脂肪酶

32. 有关脓毒症治疗的描述，正确的是
   A. 液体复苏主张以晶体液为主，天然胶体为辅（如白蛋白），避免出现高氯血症和使用淀粉类胶体液
   B. 脓毒症一旦诊断，应尽早抗感染治疗
   C. 升压药物首选去甲肾上腺素
   D. 血糖控制为 <180mg/dl
   E. 早期目标指导治疗

33. 继发性气胸可见于
   A. 慢性阻塞性肺疾病（COPD）
   B. 哮喘
   C. 机械通气
   D. 肺脓肿
   E. 子宫内膜异位症

34. 在以下疾病中，引起的胸腔积液可为漏出液的是
   A. 心力衰竭　　　　B. 低蛋白血症
   C. 肝硬化　　　　　D. 系统性红斑狼疮
   E. 肾病综合征

35. 上气道梗阻的原因有

A. 喉部软组织炎　　B. 外伤
C. 误吸　　　　　　D. 肿瘤
E. 复发性多软骨炎

36. 急性心肌梗死患者应用β受体拮抗剂有利于
   A. 缩小心肌梗死面积
   B. 减少复发性心肌缺血
   C. 减少再梗死
   D. 降低急性期病死率
   E. 降低恶性心律失常的发生率

37. 有关糖尿病酮症酸中毒患者降糖治疗策略的描述，正确的是
   A. 降糖速度3.9～6.1mmol/（L·h）
   B. 24小时内将血糖控制达正常水平
   C. 24小时内将血糖控制达基础水平
   D. 24小时内将血糖控制在 11.1～13.9mmol/L 之间
   E. 血糖 <13.9mmol/L 时，胰岛素速度降至1U/h

38. 麻痹性肠梗阻的表现有
   A. 腹痛为阵发性绞痛
   B. 反射性呕吐
   C. 腹胀显著
   D. 肠鸣音减弱
   E. X线可见小肠和大肠均充气扩张

39. 疑诊急性阑尾炎，有助于明确阑尾特定位置的是
   A. 腰大肌试验阳性
   B. 结肠充气征阳性
   C. 闭孔内肌试验阳性
   D. 右下腹麦氏点压痛阳性
   E. 腹膜刺激征阳性

40. 有关结核性脑膜炎的表述，正确的是
   A. 有肺结核接触史
   B. 颈强直、克氏征等脑膜刺激征明显
   C. 脑脊液检查示淋巴细胞数、蛋白质

含量升高，糖、氯浓度下降

D. 脑脊液离心沉淀涂片墨汁染色（＋）

E. 常用异烟肼、利福平和吡嗪酰胺三种一线药物治疗

41. 下列有关癫痫患者的服药方法，错误的是

A. 只在发作时服药

B. 最好两药同时服

C. 只在夜间服

D. 最好多次服药

E. 突然停药

42. 电击伤现场急救包括

A. 脱离电源

B. 立即心肺复苏

C. 创面切痂

D. 深部探查

E. 治疗神经损伤

43. 患者，男，30岁。主因腹部被啤酒瓶刺伤后疼痛出血2小时就诊。有高血压病史。查体：P 120次/分，BP 90/60mmHg；左侧脐旁可见约5cm×3cm的不规则伤口，大网膜外露，有活动性出血。实验室检查：Hb 90g/L，腹部B超提示腹腔积液。以下治疗恰当的是

A. 积极抗感染，必要时输血

B. 向家属交代病情，完善术前检查，早期剖腹探查

C. 大量输入晶体液

D. 局部清创缝合即可

E. 可进一步完善腹部CT检查，进一步明确病情

44. 肺心病感染导致Ⅱ型呼吸衰竭的患者出现神志模糊，有些烦躁不安。以下治疗方案更合适的是

A. 必要时气管插管进行人工呼吸

B. 给予苯巴比妥

C. 持续吸氧1～2L/min

D. 给予舒张支气管药物

E. 尼可刹米维持静脉滴注

45. 高血压急症的血压管理策略是

A. 第1～2小时内使平均动脉压迅速下降但不超过25%

B. 随后的2～6小时内将血压降至约160/（100～110）mmHg

C. 在以后的24～48小时内逐步降低血压以达到正常水平

D. 根据高血压急症的不同类型选择疗效最佳、不良反应最小的降压药

E. 以减轻心、脑、肾等重要脏器的损害为目的

46. 血栓性血小板减少性紫癜（TTP）的临床特征包括

A. 血小板减少性紫癜

B. 微血管病性溶血

C. 神经精神症状

D. 肾损害

E. 发热

47. 初次感染HIV后的2～4周称为急性期。在急性期，患者可以出现

A. HIV RNA阴性

B. HIV抗体阴性

C. P24抗原阴性

D. CD4⁺T淋巴细胞计数下降

E. CD4⁺/CD8⁺T淋巴细胞比例倒置

48. 静脉（短时间）使用胺碘酮的主要不良反应有

A. 甲状腺功能亢进或减退

B. 低血压

C. 肺间质纤维化

D. 心力衰竭

E. 肝功能损伤

三、共用题干单选题：以叙述 **1** 个以单一患者或家庭为中心的临床情景，提出 **2~6** 个相互独立的问题，问题可随病情的发展逐步增加部分新信息，每个问题只有 **1** 个正确答案，以考查临床综合能力。答题过程是不可逆的，即进入下一问后不能再返回修改所有前面的答案。

（49~50 题共用题干）

患者，男，33 岁。胸、背痛 1 天入院，既往有高血压病史 1 年，未服药治疗；否认糖尿病，无吸烟史。ECG：Ⅱ、Ⅲ、aVF 导联 ST 段压低。胸部 CT：主动脉窦部明显增宽。CK 225U/L，CK - MB 32U/L，TnI 1.20μg/L。

49. 首先考虑的病因诊断是
    A. 冠状动脉粥样硬化性心脏病
    B. 冠状动脉栓塞
    C. 血管炎
    D. 主动脉夹层
    E. 川崎病

50. 有关该患者治疗的描述，正确的是
    A. 双联抗血小板治疗
    B. 抗凝治疗
    C. 控制血压及心率
    D. 立即冠脉介入治疗
    E. 溶栓治疗

（51~52 题共用题干）

患者，男，70 岁。有慢性支气管炎病史 10 余年，突发呼吸困难 3 天入院。查体：BP 142/65mmHg，神志清，左肺呼吸音低，叩诊为鼓音。

51. 为明确诊断，首选检查是
    A. 血气分析　　　B. 床旁心脏超声
    C. 心电图　　　　D. 胸部 X 线平片
    E. 肺功能

52. 患者最可能的诊断是

A. 肺水肿　　　　B. 急性冠脉综合征
C. 急性心力衰竭　D. AECOPD
E. 气胸

（53~55 题共用题干）

患者，男，29 岁。因摔倒后意识障碍 1 小时就诊。患者 1 小时前骑自行车时自车上摔倒，头部着地，受伤后出现意识障碍进行性加重，故于急诊科就诊。查体：T 38.2℃，P 130 次/分，BP 150/90mmHg，R 26 次/分，SpO_2 96%。意识障碍，疼痛刺激下可睁眼，睁眼后可发声，无法交流，疼痛刺激时肢体可屈曲但无法定位疼痛刺激点。心、肺、腹查体未见明显异常。颈抵抗，四肢肌力检查不配合，双侧病理征阳性。

53. 为进一步明确患者意识障碍的原因，急诊应完善的检查是
    A. 头颅 MRI　　　B. 心电图
    C. 头颅 CT　　　 D. 超声心动图
    E. 脑电图

54. 根据患者入院查体，GCS 评分为
    A. 7 分　　　　　B. 8 分
    C. 9 分　　　　　D. 10 分
    E. 6 分

55. 该患者的创伤性颅脑损伤（TBI）属于
    A. 轻度 TBI　　　B. 中度 TBI
    C. 重度 TBI　　　D. 特重度 TBI
    E. 已知信息不够，无法分级

（56~58 题共用题干）

患者，女，68 岁。因血糖升高 10 年，右足溃烂 1 个月来诊。查体：全身可见多发散在瘀点、瘀斑。右足内踝侧可见一约 10cm×8cm 大小的脓性结痂，边缘有脓性分泌物渗出，溃烂达肌层以下。右足皮温高，足背动脉搏动减弱。检验结果：WBC $23×10^9$/L，N 91%，降钙素原 23ng/ml，PLT $75×10^9$/L，D - 二聚体 6.5mg/L，PT

26 秒。

56. 该患者目前的主要诊断包括

    A. 糖尿病、糖尿病足、坏死性筋膜炎

    B. 糖尿病、糖尿病足、糖尿病肾病

    C. 糖尿病、糖尿病足、血栓性血小板减少性紫癜

    D. 糖尿病、糖尿病足、弥散性血管内凝血

    E. 糖尿病、糖尿病足、脓毒症休克

57. 该患者的替代治疗不包括

    A. 血小板悬液

    B. 纤维蛋白原或冷沉淀

    C. 肝素

    D. 新鲜冰冻血浆

    E. 凝血酶原复合物

58. 该类患者使用肝素治疗的禁忌证不包括

    A. 有手术或组织损伤创面未经良好止血

    B. 消耗性低凝期

    C. 蛇毒所致 DIC

    D. 近期有活动性出血

    E. 近期有颅内出血

（59～60 题共用题干）

    患者，男，47 岁。因胸痛 2 小时来诊，入院诊断考虑为急性心肌梗死。留观期间，患者突发意识丧失，四肢抽搐，心电监护见下图。

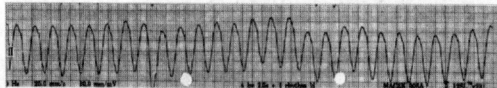

59. 对于此患者临床状态的描述，正确的是

    A. 局灶性发作   B. 阿－斯综合征

    C. 癫痫大发作   D. 破伤风发作

    E. 失神发作

60. 对此患者的抢救措施及用药，正确

的是

    A. 立即使用去甲肾上腺素针静脉推注，3～5 分钟重复 1 次

    B. 连续 3 次电除颤，未转复须胸外按压

    C. 首先行气管插管，保护气道

    D. 首次除颤后心律未转复，可考虑使用肾上腺素

    E. 积极使用阿托品，促进自主心律恢复

（61～62 题共用题干）

    患者，女，24 岁。与人争吵后，自觉头晕目眩，继而晕倒在地，意识丧失约 1min 后自行苏醒，醒后感乏力、虚弱、恶心和头痛。体格检查：血压 120/70mmHg，呼吸 18 次/分，神志清楚，对答如流，四肢活动正常，肺部听诊无异常，心界不大，心率 90 次/分，律齐，心音正常，无异常心脏杂音。

61. 该患者最可能的诊断是

    A. 脑出血

    B. 急性心肌梗死

    C. 颈椎病

    D. 癫痫发作

    E. 神经反射性晕厥

62. 针对本患者最具诊断意义的检查是

    A. 倾斜试验   B. 超声心动图

    C. 动态心电图   D. 头颅 CT

    E. 多层螺旋 CT 血管成像/血管造影

（63～65 题共用题干）

    患者，男，25 岁。因发热咳嗽 3 天，意识障碍 2 天入院。患者 3 天前有发热（具体体温不详），伴有咳嗽。2 天前出现发热，最高达 39℃，伴有肢体乏力、头晕、步态不稳，神志恍惚、胡言乱语、不认识家人，于当地医院治疗（具体不详），患者病情进行性加重，继而出现双上肢抽

搐、双眼上翻（持续时间不详），无呕吐，伴有烦躁不安，伴有小便解不出。查体：体温 39.8℃，血压 132/79mmHg，脉搏 141 次/分，痛苦面容，焦虑不安，双眼球突出。甲状腺Ⅱ度肿大。

63. 该患者可能的诊断为
    A. 脓毒症　　　　B. 亚急性甲状腺炎
    C. 甲亢　　　　　D. Graves 病
    E. 甲状腺危象

64. 对于该诊断的确定，以下选项不是必要的依据
    A. 症状　　　　　B. 体征
    C. 诱因　　　　　D. 血清学结果
    E. 既往史

65. 即刻给予该患者静脉滴注氢化可的松的原因是
    A. 抑制 T_4 转化为 T_3
    B. 使促甲状腺素释放受抑制
    C. 拮抗应激
    D. 抑制甲状腺素的释放
    E. 抑制周围组织对儿茶酚胺的影响

四、**案例分析题：每道案例分析题有 3～12 问。每问的备选答案至少 6 个，最多 12 个，正确答案及错误答案的个数不定。考生每选对一个正确答案给 1 个得分点，选错一个扣 1 个得分点，直至扣至本问得分为 0，即不含得负分。案例分析题的答题过程是不可逆的，即进入下一问后不能再返回修改所有前面的答案。**

（66～69 题共用题干）

患者，男，55 岁。因骑车时突然自觉腹部疼痛不适伴恶心、头晕、出虚汗，心率加快来诊。查体：P 118 次/分，BP 100/60mmHg，心律齐，面色苍白，腹部广泛压痛，尤以右侧腹明显，轻度肌紧张，既往有肝硬化病史，但没有出血史。

66. 急诊应做的检查是
    A. 血常规　　　　B. 肝功能检查
    C. 腹部 CT 平扫　D. 诊断性腹腔穿刺
    E. 肿瘤标志物　　F. 凝血指标

67. 提示：患者腹腔穿刺抽出不凝血、CT 检查均提示肝脏占位、腹腔积液，甲胎蛋白（AFP）850mg/L。急诊外科治疗方法包括
    A. 经导管肝动脉栓塞术（TAE）
    B. 急诊肝部分切除术
    C. 放射治疗
    D. 缝扎止血＋大网膜填塞
    E. 缝扎止血＋肝动脉结扎
    F. 术中纱布填塞止血

68. 提示：患者肝脏部分切除术后第 3 天仍未完全清醒，刺激有反应，对空间不能定向。实验室检查：Hb 82g/L，ALB 25g/L，INR 2.0，血清 TBIL 226μmol/L，HBsAg（＋）。患者昏迷状态的诊断为
    A. 急性肝衰竭，肝性脑病 2 期
    B. 亚急性肝衰竭，肝性脑病 2 期
    C. 慢加急性肝衰竭，肝性脑病 3 期
    D. 亚急性肝衰竭，肝性脑病 3 期
    E. 急性肝衰竭，肝性脑病 4 期
    F. 慢加急性肝衰竭，肝性脑病 4 期

69. 下一步的治疗是
    A. 禁食，肠道外营养，提供每千克体质量 25～30kcal 总热量
    B. 补充白蛋白和新鲜血浆
    C. 纠正电解质紊乱
    D. 使用促肝细胞生长素和前列腺素 E1 脂质体等药物
    E. 口服乳果糖
    F. 补充芳香族氨基酸
    G. 预防性使用半衰期短的苯妥英钠以防癫痫发作

H. 予以谷氨酸、乌氨酸等降氨药物

（70～74 题共用题干）

患者，女，79 岁。因间断剑突下疼痛 3 日，胸闷 2 小时，突发晕厥 1 次来诊。既往有高血压病史，平时血压 130/80mmHg。既往冠状动脉粥样硬化性心脏病、陈旧性心肌梗死，经皮冠状动脉介入治疗（PCI）后，长期口服阿司匹林、氯吡格雷及美托洛尔等药物。3 日前患者进食韭菜饺子后间断发作剑突下疼痛，为隐痛，程度较轻，无放射痛，约数小时可缓解，与进食和活动无关，同时伴有上腹胀，进食减少，无反酸、胃灼热及恶心、呕吐。2 小时前因与家属争吵时突然起身站立后出现头晕、黑矇伴意识丧失，约持续 2 分钟自行转醒，无大、小便失禁及口吐白沫，无肌肉强直性阵挛发作，醒来后伴大汗、胸闷，由家属送入我院急诊。来诊测得 BP 100/70mmHg（平卧位），HR 60 次/分，R 24 次/分，SpO_2 96%。轻度贫血貌，心肺查体无特殊，腹软，剑突下压痛，肝脾肋下未触及，肠鸣音活跃，双下肢无水肿。神经系统查体未见异常。心电图见下图。

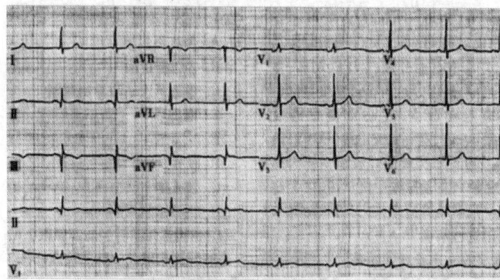

70. 目前考虑晕厥的最可能的原因是
    A. 情境性晕厥
    B. 血管迷走性晕厥
    C. 颈动脉窦性晕厥
    D. 体位性低血压晕厥
    E. 心律失常性晕厥
    F. 器质性心脏病性晕厥

71. 若考虑为体位性低血压晕厥，其常见

的疾病包括
    A. 糖尿病
    B. 多系统萎缩
    C. 淀粉样变
    D. 脓毒症
    E. 药物所致
    F. 低血容量（如腹泻、呕吐及肠道出血）
    G. 脊髓损伤
    H. 缓慢性心律失常

72. 患者应进行的下一步处置措施包括
    A. 吸氧
    B. 观察患者卧立位血压
    C. 心电监护
    D. 动态监测心电图、心脏损伤标志物的变化
    E. 追问近期粪便颜色，留取粪便做潜血试验
    F. 完善血常规、血型、感染筛查
    G. 立即完善头颅 CT
    H. 立即行冠状动脉造影
    I. 开放 2 条静脉，对症补液

73. 提示：患者急诊留观后，仍表现为烦躁、恶心，频繁要求停止监护去洗手间，在医生与其沟通过程中情绪激动，体位改变时再次出现黑矇，并从口鼻涌出大量暗红色血性胃内容物。患者神志模糊，呼吸减慢。监护 BP 70/40mmHg，HR 96 次/分。实验室检查：Hb 80g/L。目前下一步治疗包括
    A. 立即翻身、拍背，开放气道、清理气道分泌物，给予气管插管
    B. 积极补液扩容、抗休克治疗
    C. 留置胃管，负压吸引
    D. 给予质子泵抑制剂 80mg 快速静脉滴注，后续 8mg/h 持续静脉泵入以抑制胃酸分泌

E. 联系消化科会诊，考虑行急诊胃镜检查

F. 输血

G. 给予三腔二囊管压迫止血

H. 立即完善腹部增强 CT 检查

74. 提示：患者行胃镜检查提示胃黏膜多发糜烂、溃疡出血，十二指肠未见异常，未行内镜下治疗。返回急诊后仍间断排暗红色血便，6~7 次/天，每次 200~400g，虽经积极补液、输血以及持续泵入升压药，但血压仍难以维持。患者应进行的下一步治疗包括

A. 生长抑素持续静脉泵入

B. 血管介入科会诊

C. 外科会诊，考虑手术治疗

D. 输注新鲜冰冻血浆

E. 口服云南白药

F. 去甲肾上腺素加冰盐水洗胃

G. 给予维生素 K 肌内注射

（75~78 题共用题干）

患者，女，33 岁。因发热、头痛伴意识障碍 4 天入院。4 天前患者无诱因出现头痛，次日程度加剧，有喷射状呕吐及发热，体温最高达 40.6℃。实验室检查：外周血 WBC 10.3×10^9/L，RBC 4.32×10^{12}/L，Hb 120g/L，N 0.93，L 0.05，PLT 90×10^9/L。既往有系统性红斑狼疮 8 年，服用激素治疗。查体：T 38.6℃，P 104 次/分，R 20 次/分，BP 140/88mmHg。神志欠清，双侧瞳孔等大正圆，对光反射存在。颈抵抗，心、肺、腹查体无显著异常。头颅 CT 未见显著病变。

75. 对该患者而言，可能的诊断有

A. 狼疮脑病

B. 细菌性脑膜炎

C. 病毒性脑膜炎

D. 真菌性脑膜炎

E. 结核性脑膜炎

F. 血栓性血小板减少性紫癜

76. 应进一步进行的检查有

A. 血培养

B. 尿常规

C. 肝肾功能等生化学指标检查

D. 免疫抗体、红细胞沉降率（ESR）、C－反应蛋白（CRP）

E. 腰椎穿刺脑脊液常规、生化、培养等

F. 1,3－β－D 葡聚糖检测（G 试验）和半乳糖甘露醇聚糖抗原检测（GM 试验）

G. T－SPOT.TB 或结核特异性 γ－干扰素释放试验

77. 提示：患者行腰椎穿刺。脑脊液常规：淡黄色，浑浊，多核细胞 75%，单核细胞 25%，潘氏试验（＋＋），红细胞 312 个/μl，白细胞 520 个/μl。脑脊液生化：蛋白质 2.8g/L，糖 0.1mmol/L，氯化物 118mmol/L，乳酸脱氢酶（LDH）112U/L。脑脊液涂片见革兰阳性杆菌。血 T－SPOT.TB 阴性。血及脑脊液隐球菌凝集试验阴性。抗核抗体（ANA）1：10000，抗 dsDNA 抗体阳性。C3 0.51g/L↓。肾功能正常。患者旅居国外多年，喜食蔬菜沙拉、奶制品等食物。患者不适合的药物有

A. 青霉素 G

B. 氨苄西林

C. 头孢他啶

D. 头孢哌酮

E. 庆大霉素

F. 红霉素

G. 甲氧磺胺嘧啶－磺胺甲基异噁唑（TMP－SMZ）

H. 美罗培南

78. 对于该病例的描述，正确的是
    A. 起病主要是食源性感染
    B. 该患者感染的病原体对温度适应性强
    C. 免疫功能减低者为易感人群
    D. 无危险因素和基础疾病者也可能感染该病原体
    E. 可表现为发热、乏力、肌肉疼痛、腹泻等
    F. 确诊依赖于病原体分离培养

（79～82题共用题干）

患者，男，24岁。发热，咳嗽7天。患者7天前无明显诱因出现发热，T 38℃，无寒战，伴有咽痛、干咳。自服阿莫西林胶囊无明显好转。3天来体温逐渐上升，最高达39.1℃，咳嗽加重，咳白色黏痰，时有胸闷，遂来院就诊。查体：BP 115/70mmHg，T 38.6℃，R 18次/分，P 98次/分；面部潮红，口唇无发绀；双肺呼吸音略粗，右肩胛下区可闻及少许水泡音，心律齐。

79. 患者入院后应做的检查包括
    A. 心电图
    B. 尿常规
    C. 血常规
    D. 降钙素原
    E. 胸部X线片
    F. 血气分析
    G. 脑钠肽（BNP）
    H. 血电解质
    I. 心电图运动试验

80. 提示：实验室检查：Hb 125g/L，RBC 4.5×10^9/L，外周血WBC 10.8×10^9/L，N 0.88，PLT 191×10^9/L；心电图：窦性心动过速；胸部X线：右侧肺野内见密度增高阴影，边界不清。该患者可初步诊断为

A. 心肌梗死
B. 急性肺栓塞
C. 慢性阻塞性肺疾病（COPD）急性加重
D. 肺部感染
E. 肺源性心脏病
F. 支气管炎

81. 提示：入院第2天患者仍有发热，体温39℃，给予吲哚美辛栓（50mg）退热。咳嗽、咳痰不明显，自诉胸闷、乏力。食欲差，半流质饮食，间断睡眠，未排粪便，尿色量无明显异常。查体：神志清楚，精神差，双侧胸廓活动度正常，双肺叩诊清音，双肺呼吸音粗，双下肺可闻及湿啰音，未闻及干啰音及胸膜摩擦音。该患者下一步还需做的检查是
    A. 胸部CT
    B. 心电图
    C. 痰液细菌学检查
    D. 病毒抗原检测
    E. 氧饱和度检测
    F. 血培养

82. 下一步推荐的治疗方案为
    A. 依据《中国成人社区获得性肺炎诊断和治疗指南（2016年版）》选取相应的抗生素进行治疗
    B. 监测生命体征、血氧饱和度情况
    C. 积极查找病原体，若能明确病原体则可更有针对性地选择治疗方案
    D. 吸氧
    E. 主要是抗生素治疗，不可以用激素治疗
    F. 患者体温正常即表示肺炎稳定

（83～87题共用题干）

患者，女，30岁。因口服敌敌畏50ml后3小时入院。体格检查：昏迷，脸色苍

白，皮肤湿冷，面部肌肉小抽搐，流涎，瞳孔缩小，两肺散在湿啰音，全血胆碱酯酶活性降至 30%。确诊为急性有机磷中毒。

83. 该患者洗胃可应用的洗胃液是
    A. 1∶5000 高锰酸钾溶液
    B. 硫酸铜溶液
    C. 2% 碳酸氢钠溶液
    D. 清水
    E. 过氧化氢溶液
    F. 鞣酸

84. 若患者发生肺水肿，首要的治疗措施是
    A. 吗啡静脉注射
    B. 毛花苷丙静脉注射
    C. 彻底洗胃
    D. 静脉注射阿托品
    E. 解磷定静脉注射
    F. 行血液灌流治疗

85. 有机磷中毒时，毒蕈碱样症状有
    A. 肌束颤动
    B. 瞳孔缩小
    C. 腺体分泌增加
    D. 大小便失禁
    E. 肌无力或/及瘫痪
    F. 瞳孔缩小
    G. 恶心、呕吐
    H. 腹痛、腹泻

86. 提示：经洗胃及应用阿托品与碘解磷定治疗 10 小时后，患者神志清醒，随即将阿托品与碘解磷定减量，7 小时后停用上述药物，但在停药的 6 小时后突然再次昏迷，继而呼吸停止。导致本病例病情恶化的原因为
    A. 服毒量过多
    B. 来院较迟
    C. 抢救不及时

    D. 维持用药时间不够
    E. 用药剂量不足
    F. 阿托品中毒

87. 本病最主要的死因是
    A. 中毒性休克   B. 急性肾衰竭
    C. 呼吸衰竭   D. 中毒性心肌炎
    E. 脑水肿   F. 心律失常

（88～92 题共用题干）

患者，男，50 岁，工人。8 年前无明显诱因间断出现一过性心悸、胸闷伴头晕、黑蒙，持续数秒，可自行缓解，未就诊。2 年前上述症状加重，爬楼或跑步时出现胸痛、胸闷，伴气短、心悸，偶尔出现黑蒙，蹲下休息后症状可明显缓解。外院超声检查：心室肥厚，主动脉瓣关闭不全，舒张功能不全，给予美托洛尔等药物治疗。10 个月前患者于工作时晕厥 1 次，休息后无不适；1 周前活动时再发胸闷、气短，伴左上肢麻木，夜间阵发性呼吸困难，坐起后憋气减轻。为进一步治疗收入院。既往史：高血压病史 30 年，血压最高 190/100mmHg，间断服用降压药物，父母均有高血压病。否认肝炎、结核病、风湿免疫系统疾病。吸烟 20 余年，每天 1 包。体格检查：T 36.5℃，P 92 次/分，R 20 次/分，BP 170/70mmHg。发育正常，神志清楚，无颈静脉怒张，双肺呼吸音清，叩诊心界向左下扩大，HR 108 次/分，律不齐，胸骨左缘第 3 肋间闻及收缩期喷射性杂音及舒张期叹气样杂音。腹软，肝脾不大，双下肢轻度可凹性水肿。

88. 患者入院后应常规检查
    A. 心电图（ECG）
    B. 血气分析
    C. 血脂
    D. 胸部 X 线片
    E. 超声心动图

F. 空腹血糖和糖化血红蛋白

G. 电解质

H. 脑钠肽（BNP）

I. 冠状动脉造影

J. 肺功能

K. 直立倾斜试验

L. 心肌损伤标志物

89. 提示：血常规未见异常，ECG 示心房颤动心律，I、aVL 导联可见深而窄的 Q 波，多导联 ST - T 改变。胸部 X 线片提示左心室增大，双肺纹理增重。$[K^+]$、$[Na^+]$、$[Cl^-]$、血糖均正常，BNP 1060ng/ml；血气分析：pH 7.37，PaO_2 68mmHg，PCO_2 39mmHg。超声心动图：左心房前后径 41mm，左心室舒张期末内径 63mm，左心室射血分数（LVEF）61%，室间隔显著增厚，最厚处达 38mm，病变处回声粗糙，呈斑点样改变，左心室侧壁厚度 19mm，后壁 14mm，左心室流出道（LOVT）最窄处 9mm。可见二尖瓣前叶收缩期前向运动（SAM 现象），主动脉瓣中度反流，二尖瓣轻度反流。冠状动脉造影：各支冠状动脉未见狭窄及阻塞性病变。患者目前的临床诊断是

A. 高血压

B. 高血压性心脏病

C. 冠状动脉粥样硬化性心脏病

D. 心脏瓣膜病

E. 心功能不全

F. 低氧血症

G. 慢性支气管炎

H. 肺源性心脏病

I. 不稳定型心绞痛

J. 梗阻性肥厚型心肌病

K. 肺部感染

L. 心房颤动

90. 若考虑诊断有梗阻性肥厚型心肌病，有助于确立诊断的检查有

A. 冠状动脉造影

B. 心肌核素显像

C. 肺通气 - 灌注扫描

D. 肺动脉造影（CTPA）

E. 心导管检查

F. 心脏 MRI

91. 初步治疗包括

A. 美托洛尔

B. 多巴酚丁胺

C. 静脉泵入硝酸异山梨酯

D. 地高辛

E. 呋塞米

F. 吸氧

G. 胺碘酮

H. 钙通道阻滞剂

I. 血管紧张素转换酶抑制剂（ACEI）

92. 提示：经过上述治疗，患者仍有明显胸闷、心悸、憋气，并再次出现晕厥。可考虑的治疗措施为

A. 室间隔纵深切开术和肥厚心肌部分切除术

B. 瓣膜置换手术

C. 心导管注射无水酒精闭塞冠状动脉间隔支，造成心肌坏死

D. 应用双腔永久起搏器做房室顺序起搏

E. 心脏再同步化治疗（CRT）

F. 主动脉内球囊反搏（IABP）

（93～96 题共用题干）

患者，男，27 岁。因右足被锈铁钉刺伤 10 余天，张口困难 1 天就诊。患者来诊前不慎被锈铁钉刺伤右足根部，伤口较深，但因出血不多仅自行用酒精消毒，未予其他处理，昨天患者洗手时突然出现张口困难，咽部紧缩感，继之出现"苦笑面容"，

就诊于当地医院，不除外破伤风，遂转院。既往史：否认高血压、糖尿病病史，否认冠状动脉粥样硬化性心脏病、脑血管病病史，否认重大手术及外伤史，否认食物、药物过敏史。查体：生命体征平稳，发育正常，营养中等，神志清楚，步入病房。颈项强直，牙关紧闭，心肺（－），心率80次/分。腹肌、背肌紧张，四肢肌张力增高，肌力正常。

93. 该病的致病菌属于

    A. 革兰阴性大肠埃希菌

    B. 革兰阴性厌氧拟杆菌

    C. 革兰阴性变形杆菌

    D. 革兰阳性梭形芽孢杆菌

    E. 革兰阳性厌氧芽孢杆菌

    F. 革兰阳性需氧球菌

94. 本病最早累及的肌肉是

    A. 面肌   B. 膈肌

    C. 四肢肌   D. 咀嚼肌

    E. 后背肌群   F. 腹肌

95. 对机体的最大威胁是

    A. 肌肉断裂

    B. 骨折

    C. 持续的呼吸肌痉挛

    D. 尿潴留

    E. 营养障碍

    F. 感染性休克

96. 本病的主要治疗措施为

    A. 局部彻底清创，并用过氧化氢反复冲洗，清除坏死组织

    B. 使用破伤风抗毒素

    C. 使用青霉素及甲硝唑等抗感染治疗

    D. 可适当使用镇静剂

    E. 注意营养支持及水、电解质平衡

    F. 病房应隔离，避光，隔噪声

    G. 防止并发症

(97～100 题共用题干)

患者，男，59 岁。情绪激动及劳动后胸闷不适 4 年，休息后可好转。2 小时前出现胸痛来诊。在候诊过程中，患者突发抽搐、意识丧失，急入抢救室。查体：意识丧失，颈动脉搏动消失，双瞳孔直径为 4.0mm，对光反射消失，心音消失，血压测不到。诊断为心搏骤停。

97. 此例患者出现心搏骤停最可能的病因是

    A. 迷走神经反射兴奋异常

    B. 心脏压塞

    C. 主动脉夹层

    D. 心房颤动

    E. 冠状动脉粥样硬化性心脏病

    F. 心脏瓣膜病

98. 该患者入急诊室后应做的紧急处理包括

    A. 开放气道

    B. 胸外心脏按压

    C. 心电监护

    D. 肾上腺素静脉注射

    E. 全导联心电图检查

    F. 抽血查血常规、肝肾功能、凝血功能、肌钙蛋白

    G. 若心电监护提示室颤，则给予电除颤

99. 经上述处理后，提示该患者复苏有效的指标包括

    A. 患者神志转清，能言语

    B. 患者自主呼吸恢复

    C. 患者心搏恢复

    D. 心电图提示心室颤动

    E. 能触及颈动脉搏动

    F. 双瞳孔散大固定，对光反射消失

    G. 面色由发绀转为红润

100. 提示：上述处理后患者恢复自主心律，

心率 110 次/分。眼球转动，双瞳孔直径 3.0mm，有对光反射。此时辅助检查结果回报：心电图示 Ⅱ 、Ⅲ 、aVF 导联 ST 段抬高 0.5 ~ 0.6mV，V_5、V_6 导联 ST 段抬高 0.3mV，cTnI 50ng/ml，CK - MB 136IU/L，CK 300IU/L。下一步合理的处理措施为

A. 继续电除颤

B. 继续胸外按压

C. 继续静脉注射肾上腺素

D. 转 ICU 进一步生命支持

E. 尽早行冠状动脉造影检查或溶栓治疗

F. 口服抗凝药物治疗

全真模拟试卷（三）

一、单选题：每道试题由 1 个题干和 5 个备选答案组成，题干在前，选项在后。选项 A、B、C、D、E 中只有 1 个为正确答案，其余均为干扰选项。

1. 急诊临床思维重点在于
   A. 首先识别、处理危及生命的情况
   B. 全面治疗疾病
   C. 逐步升级处理
   D. 以检查结果为导向
   E. 患者就诊按序排队

2. 短暂性脑缺血发作的临床表现是
   A. 短暂意识不清伴抽搐
   B. 昏迷、清醒、再昏迷
   C. 发作性神经系统功能障碍，24 小时内完全恢复
   D. 恶心、呕吐、头晕、耳鸣
   E. 一侧偏瘫，数日后逐渐恢复

3. 对于评价气管插管的难易程度，国际上目前通用的方法是
   A. 观察法
   B. 使用手指进行评估
   C. LEMON 法
   D. 检查舌体大小
   E. 检测患者的颈部活动度

4. 行环甲膜穿刺术时，穿刺针的保留时间一般不超过
   A. 6 小时   B. 12 小时
   C. 24 小时   D. 48 小时
   E. 72 小时

5. 常导致休克且休克不易纠正的急腹症是
   A. 十二指肠溃疡穿孔
   B. 阑尾炎穿孔
   C. 急性水肿型胰腺炎
   D. 急性梗阻性化脓性胆管炎
   E. 肠伤寒穿孔

6. 发热的病因最多见者为
   A. 感染性疾病   B. 结缔组织病
   C. 肿瘤性疾病   D. 代谢性疾病
   E. 药物热

7. 患者，男，28 岁。反复上腹饥饿性疼痛 1 年，昨日进食质硬食物后再发上腹痛，伴恶心、呕血。该患者最可能的诊断是
   A. 胆囊炎合并出血
   B. 胃癌合并出血
   C. 胃溃疡合并出血
   D. 十二指肠溃疡合并出血
   E. 急性糜烂出血性胃炎

8. 患者，男，68 岁。低热、咳嗽伴咯血 1 个月余，X 线如下图所示（双肺见粟粒样改变）。考虑诊断为

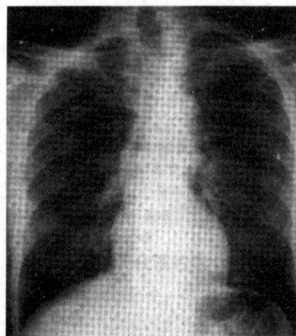

   A. 双侧胸腔积液   B. 重症肺炎
   C. 肺栓塞   D. 粟粒性肺结核
   E. 急性肺水肿

9. 患者，男，34 岁。1 日前不洁饮食后出现发热、腹泻、转移性右下腹痛。阑尾

区压痛。此患者的初步诊断首先考虑

A. 急性胃肠炎　　B. 感染性腹泻

C. 急性阑尾炎　　D. 消化道穿孔

E. 急性胆囊炎

10. 丛集性头痛急性发作时首选的治疗措施是

A. 吸氧疗法

B. 佐米曲普坦经喷鼻吸入

C. 舒马曲普坦皮下注射

D. 双氢麦角碱静脉注射

E. 4% ~10% 利多卡因 1ml 经患侧鼻孔滴入

11. 患者，男，59 岁。于半小时前看电视时出现左侧肢体无力，不能站立，伴头痛，言语不清，15 分钟前意识不清送诊。既往有高血压、冠心病、心房颤动、糖尿病病史。体格检查：血压 180/115mmHg，浅昏迷，心率 110 次/分，心律不齐，左侧巴宾斯基征阳性。最可能的诊断是

A. 脑血栓形成　　B. 脑栓塞

C. 脑出血　　　　D. 蛛网膜下腔出血

E. 脑炎

12. 抗癫痫药物治疗的原则是

A. 大量、静脉用药

B. 按发作类型短期用药、随时改变品种

C. 按发作类型长期、规则用药

D. 选择不同作用机制的药物，长期、规则、联合治疗

E. 大剂量、短期、联合用药

13. 患者，女，21 岁。因下腹痛 3 小时来院。血压 60/40mmHg，心率 130 次/分，追问月经史，有阴道出血病史。首要处理措施是

A. 静脉快速补充等渗液体

B. 迅速口服补液

C. 立即阴道填塞

D. 立即刮宫

E. 静脉注射多巴胺治疗

14. 意识障碍常见的病因不包括

A. 低血糖　　　　B. 休克

C. 脑卒中　　　　D. 药物过量

E. 二尖瓣狭窄

15. 等渗性缺水大量输入生理盐水可导致

A. 高钾血症　　　B. 代谢性酸中毒

C. 高氯性酸中毒　D. 高氯性碱中毒

E. 代谢性碱中毒

16. 根据"sepsis 3.0 定义及诊断标准"，脓毒症（sepsis）的定义为

A. 感染 + 全身炎症反应综合征（SIRS）≥2

B. 严重感染合并器官功能障碍

C. 由于机体对感染的反应失控引起的致命性器官功能障碍

D. 严重感染合并休克

E. 感染经液体复苏后仍不能维持正常血压

17. 有关支气管哮喘的描述，错误的是

A. 是气道慢性炎症疾病

B. 是一种异质性疾病

C. 多数患者可自行缓解或经治疗后缓解

D. 伴有可变的气流受阻和气道高反应性

E. 达到临床完全控制 1 年称治愈

18. 有关扩张型心肌病（DCM）的描述，正确的是

A. 遗传性原发性心肌病

B. 不易发生血栓栓塞

C. 病理性 Q 波为其特征

D. 室间隔非对称性肥厚

E. 可于成年人中发病

19. 诊断急性肺栓塞的"金标准"为
    A. 心电图
    B. 超声心动图
    C. CT 肺血管造影
    D. 磁共振成像
    E. 肺血管造影

20. 患者，女，20 岁。近 1 周偶然发现心律不齐，心电图检查为窦性心律不齐。在同一导联上最大的 P－P 间期与最小的 P－P 间期相差多少时称为窦性心律不齐
    A. 0.04 秒   B. 0.10 秒
    C. 0.12 秒   D. 0.20 秒
    E. 0.32 秒

21. 主动脉瓣狭窄患者最重要的体征是在胸骨右缘第 2 肋间可闻及
    A. 收缩期喷射性杂音
    B. 舒张期喷射性杂音
    C. 收缩期叹气样杂音
    D. 舒张期叹气样杂音
    E. 舒张期隆隆样杂音

22. 不符合高血糖高渗状态诊断标准的是
    A. 血糖≥33.3mmol/L
    B. 血浆渗透压≥320mmol/L
    C. 动脉血 pH≥7.30，血［HCO_3^-］≥15mmol/L
    D. 血［Na^+］≥155mmol/L
    E. 尿酮体必须为阴性

23. 肺栓塞的栓子来源常为
    A. 锁骨下静脉
    B. 双上肢静脉
    C. 下肢深静脉及盆腔静脉
    D. 腹腔静脉
    E. 肺静脉

24. 患者，男，68 岁。既往高血压病史，1 小时前突然出现胸闷、憋气，不能平卧。查体：血压 183/102mmHg，双肺呼吸音粗，双肺底可闻及湿啰音，心律不齐，第一心音强弱不等，心率 124 次/分，心尖区可闻及舒张期奔马律。以下最恰当的处理措施是
    A. 酚妥拉明、氨茶碱
    B. 毛花苷丙、美托洛尔
    C. 呋塞米、硝酸甘油
    D. 呋塞米、硝普钠
    E. 甘露醇、乌拉地尔

25. 艾司洛尔不可用于
    A. 心房颤动
    B. 阵发性室上性心动过速
    C. 运动、甲状腺功能亢进及嗜铬细胞瘤引起的快速性心律失常
    D. 尖端扭转型室性心动过速
    E. 急性主动脉夹层

二、多选题：每道试题由 1 个题干和 5 个备选答案组成，题干在前，选项在后。选项 A、B、C、D、E 中至少有 2 个正确答案。

26. 急诊医疗体系包括
    A. 医院前的救护
    B. 到达急诊科后的处理
    C. 普通病房的护理
    D. 重症监护病房的加强护理
    E. 转运途中的监护

27. 意识障碍的主要表现形式包括
    A. 谵妄   B. 嗜睡
    C. 昏睡   D. 昏迷
    E. 意识模糊

28. 回归热与支气管炎的区别点是
    A. 发热较剧，可呈稽留热或弛张热
    B. 常伴头痛
    C. 无肺部炎症症状和体征
    D. 有咳嗽、咳痰、胸痛等表现

E. 伴四肢肌肉及关节疼痛

29. 某一肝硬化急性上消化道大出血患者，就诊后经药物治疗并三腔二囊管压迫止血后，胃管抽吸无血液，血红蛋白水平稳定。下一步可采取的措施有
   A. 放气后直接拔出三腔二囊管
   B. 先食管囊放气，再放胃气囊
   C. 食管囊及胃气囊放气后暂时保留三腔二囊管，观察 24 小时
   D. 拔出三腔二囊管前，嘱患者口服20ml 液状石蜡
   E. 经颈静脉肝内门体分流术（TIPS）

30. 发生急性胰腺炎时，有关淀粉酶改变的叙述，正确的是
   A. 尿淀粉酶增高迟于血清淀粉酶
   B. 血清脂肪酶升高较血清淀粉酶早
   C. 尿淀粉酶测定值如 >300U/dL 有诊断意义
   D. 发生急性坏死性胰腺炎时，尿淀粉酶不一定增高
   E. 尿淀粉酶的高低与病变轻重不一定成正比

31. 患者，女，25 岁，民工。头痛、发热3 天，呕吐、神志不清 5 小时。查体：T 37.3℃，P 90 次/分，R 22 次/分，BP 130/70 mmHg。浅昏迷，皮肤无出血点或瘀斑；双侧瞳孔等大等圆，直径0.3 cm，光反应灵敏，心肺无异常，腹软，肝脾未扪及；肌张力稍高，双侧腱反射消失，Hoffmann 征（－），Babinski 征（－），脑膜刺激征（－）。血常规：白细胞 $13.8 \times 10^9/L$，中性粒细胞 92%，嗜酸性粒细胞 $0.09 \times 10^9/L$，红细胞 $4.7 \times 10^{12}/L$，血小板 $117 \times 10^9/L$。尿常规、肝肾功能正常。请问以下处理合理的是
   A. 严格卧床休息

B. 禁食或少量流质饮食
C. 严密观察生命体征及便血情况
D. 甘露醇脱水治疗
E. 大剂量青霉素

32. 下列有关解救有机磷中毒使用阿托品的描述，正确的是
   A. 能迅速解除 M 样症状
   B. 能解除部分中枢神经系统的中毒症状
   C. 中、重度中毒时必须与胆碱酯酶复活药合用
   D. 必须及早、足量、反复用药
   E. 症状消失即停止用药

33. 有关心搏骤停的描述，正确的是
   A. 心电图是诊断心搏骤停的辅助检查中最主要、最可靠的形式
   B. 致命性快速性心律失常是心脏性猝死的最主要因素
   C. 一旦心电监测确定心室颤动应立即植入心脏临时起搏器
   D. 心搏骤停复苏后最易出现脑损伤
   E. 一旦怀疑心搏骤停，首先应行心电图检查确定，再处理

34. 按照《2020 年 AHA 心肺复苏与心血管急救指南》，对于发生心室颤动的患者，可以考虑应用的药物有
   A. 血管加压素　　B. 肾上腺素
   C. 胺碘酮　　　　D. 阿托品
   E. 去甲肾上腺素

35. 溶栓再通的判断标准是
   A. 心电图抬高的 ST 段于 4 小时内回降 >50%
   B. 血清 CK－MB 酶峰值提前出现
   C. 胸痛于 2 小时内基本消失
   D. 3 小时内出现再灌注心律失常
   E. 冠状动脉造影示血管再通

36. 晕厥和癫痫的鉴别点包括
   A. 癫痫发作前无明显的前驱症状，而晕厥多有恶心、呕吐、腹部不适、出冷汗、头晕、视物模糊等症状
   B. 癫痫发作所致意识丧失多伴有强直 - 阵挛性发作，且持续时间比较长，多超过 15 秒
   C. 晕厥可因脑部缺氧引起短暂而不规则的四肢远端肌肉抽搐，多在 15 秒内
   D. 癫痫发作后意识丧失时间比较长，多伴全身肌肉酸痛
   E. 晕厥发作后意识混乱时间比较短，多伴恶心、呕吐及面色发白

37. 脑出血急性期治疗应用
   A. 血管扩张药
   B. 降血压药（视情况）
   C. 降颅压药
   D. 保持水、电解质平衡
   E. 预防或控制感染

38. 细菌性脑膜炎的颅内并发症包括
   A. 慢性硬膜下积液
   B. 硬膜下脓肿
   C. 脑脓肿
   D. 脑梗死
   E. 脑积水

39. 重症系统性红斑狼疮的治疗包括
   A. 甲泼尼龙冲击疗法
   B. 大剂量糖皮质激素
   C. 血浆置换
   D. 广谱抗生素
   E. 环磷酰胺

40. 与异位妊娠有关的是
   A. 腹膜刺激征
   B. A - S 反应
   C. 盆腔包块
   D. 尿路感染
   E. hCG 阳性

41. 狂犬病暴露后的处置措施包括
   A. 肥皂水和流动清水冲洗至少 15 分钟
   B. 酒精消毒伤口
   C. 第一时间缝合伤口
   D. 上臂三角肌注射狂犬病免疫球蛋白
   E. 上臂三角肌接种狂犬病疫苗

42. 鼠疫易感人群包括
   A. 鼠疫自然疫源地居住的人群
   B. 进入疫区的人群
   C. 从事动物屠宰、皮毛运输的人群
   D. 从事相关科研的人群
   E. 曾经感染过或接种过鼠疫疫苗的患者

43. 关于皮肤炭疽，说法正确的是
   A. 占炭疽的 90% ~95%
   B. 可分为炭疽痈型和恶性水肿型
   C. 炭疽痈型主要于面部、颈部、肩部、手、脚等部位出现丘疹或斑疹，3 ~4 天出现坏死区破溃，形成特征性的黑色干痂
   D. 恶性水肿型炭疽主要累及眼睑、颈、大腿等组织疏松处，可引起大片坏死
   E. 炭疽痈型的全身毒血症明显，可导致循环衰竭而死亡

44. 甲状腺危象的突出临床表现包括
   A. 高热
   B. 腹泻
   C. 心率明显增快
   D. 脉压变小
   E. 大汗淋漓

45. 急性呼吸窘迫综合征患者检查的目的包括
   A. 诊断与鉴别诊断
   B. 治疗监测
   C. 指导治疗
   D. 评估危重程度
   E. 预后评测

46. 经常伴有膈下游离气体的情况包括
    A. 阑尾穿孔
    B. 腹部手术后 5 天内
    C. 肠道外伤穿孔
    D. 胃十二指肠溃疡穿孔
    E. 肝破裂

47. 参与支气管哮喘发病机制的细胞有
    A. 嗜酸性粒细胞
    B. 淋巴细胞
    C. 支气管上皮细胞
    D. 支气管平滑肌细胞
    E. 中性粒细胞

48. 休克失代偿期的临床表现有
    A. 烦躁，表情痛苦
    B. 意识模糊，甚至昏迷
    C. 皮肤显著苍白，肢端发绀
    D. 脉搏细速或摸不清
    E. 尿少或无尿

三、共用题干单选题：以叙述 1 个以单一患者或家庭为中心的临床情景，提出 2～6 个相互独立的问题，问题可随病情的发展逐步增加部分新信息，每个问题只有 1 个正确答案，以考查临床综合能力。答题过程是不可逆的，即进入下一问后不能再返回修改所有前面的答案。

（49～51 题共用题干）

患者，男，65 岁。因右下腹转移性疼痛 1 天入院。查体：右下腹压痛、反跳痛。检查结果：WBC $20.1 \times 10^9/L$，N 95%，降钙素原 10ng/ml。腹部 B 超：阑尾炎性改变。

49. 该患者考虑可能存在脓毒症，故需行 SOFA 评分，评估包括
    A. 呼吸频率、血凝、胆红素、血压、GCS、肌酐
    B. 氧合指数、血小板、胆红素、血压、GCS、肌酐
    C. 氧合指数、血小板、心率、血压、GCS、肌酐
    D. 呼吸频率、血凝、心率、血压、GCS、肌酐
    E. 肺活量、血小板、胆红素、血压、GCS、肌酐

50. 该患者脓毒症诊断成立，对于其后 1 小时内须采取的治疗原则，错误的是
    A. 测量乳酸水平，如初始乳酸水平高于 4mmol/L 则予重复测量
    B. 在给予抗菌药物前获取血培养
    C. 给予广谱抗菌药物
    D. 低血压或乳酸水平 ≥4mmol/L 时，开始快速输注 30ml/kg 晶体
    E. 如果患者在液体复苏期间或之后仍处于低血压状态，则启动血管加压药，以维持平均动脉压水平 ≥65mmHg

51. 患者病情迅速恶化，出现脓毒症休克，首选的升压药物为
    A. 肾上腺素　　　B. 去甲肾上腺素
    C. 血管升压素　　D. 特利加压素
    E. 多巴胺

（52～54 题共用题干）

患者，男，49 岁。车祸伤后出现短暂昏迷，醒后轻微头痛，逐渐至剧烈头痛、频繁呕吐，伤后 3 小时再次出现昏迷。查体：昏迷状态，左颞部头皮血肿，左侧瞳孔散大，头部 CT 扫描显示左侧颞叶硬膜外血肿。

52. 患者左侧颞叶硬膜外血肿已经引起
    A. 原发性脑水肿　　B. 继发性脑水肿
    C. 小脑扁桃体疝　　D. 小脑幕切迹疝
    E. 脑干损伤

53. 对此患者最有定位意义的瞳孔变化是
    A. 患侧瞳孔逐渐散大

B. 患侧瞳孔逐渐缩小

C. 双侧瞳孔散大

D. 双侧瞳孔缩小

E. 双侧瞳孔大小多变

54. 对该患者首先采取的急救措施是

   A. 开颅手术

   B. 腰穿放脑脊液

   C. 静脉快速滴注甘露醇

   D. 脑室穿刺

   E. 静脉注射50%葡萄糖

（55～56题共用题干）

患者，女，49岁。情绪低落后自服乐果农药150ml，9小时后入院，来院时浅昏迷，双侧瞳孔缩小，皮肤湿冷，口腔分泌物多。

55. 该患者洗胃最宜选用的洗胃液是

   A. 2%碳酸氢钠溶液

   B. 硫酸铜溶液

   C. 1∶5000高锰酸钾溶液

   D. 生理盐水

   E. 清水

56. 此患者入院后给予阿托品治疗，阿托品化的指标不包括

   A. 颜面潮红　　　B. 皮肤干燥

   C. 心率加快　　　D. 瞳孔扩大

   E. 肺部可及湿啰音

（57～58题共用题干）

患者，女，29岁。发热伴意识障碍2天，同时伴腹泻来诊。查体：T 40.1℃，BP 135/72mmHg，神志淡漠，颈软，HR 140次/分，律齐，无杂音，腹软，无压痛，双下肢不肿，病理征阴性。血常规：WBC 12.1×10^9/L，Hb 105g/L，PLT 221×10^9/L；GLU 11.2mmol/L，Cr 75μmol/L，BUN 5.4mmol/L，[Na^+] 130mmol/L，[K^+] 3.4mmol/L；甲状腺功能：TSH 0.002mIU/L，FT_3 86.4pmol/L，FT_4 34.2pmol/L。

57. 此患者首先考虑的诊断为

   A. 高渗性昏迷　　B. 颅内感染

   C. 甲状腺危象　　D. 垂体功能减退

   E. 急性胃肠炎

58. 以下治疗措施正确的是

   A. 补充甲状腺素

   B. β受体激动剂

   C. 使用乙酰水杨酸类药物退热

   D. 糖皮质激素

   E. 不宜补充B族维生素

（59～60题共用题干）

患者，女，65岁。入院诊断考虑高血压病，高血压心脏病，心功能Ⅳ级。入院后心脏超声提示全心增大，左室收缩活动弥漫性减弱，EF 30%。现患者突发快速房颤，血压95/60mmHg，心率165次/分，律不齐，心音强弱不等。

59. 为快速缓解患者的临床症状，首选药物是

   A. 毛花苷丙　　　B. 美托洛尔

   C. 胺碘酮　　　　D. 普罗帕酮

   E. 利多卡因

60. 结合此患者情况，有关胺碘酮用法的描述，正确的是

   A. 可先予以150mg，2分钟内静脉推注

   B. 一般用生理盐水稀释后静脉推注或持续泵入

   C. 心律转复后，前6小时以0.5mg/min的剂量维持

   D. 禁用于Q-T间期缩短的患者

   E. 24小时内最大量不超过2g

（61～62题共用题干）

患者，女，57岁。慢性咳嗽，咳痰20余年，活动后气短5年，诊断为慢性阻塞性肺疾病。既往高血压10余年，药物控制一直良好。今晨剧烈咳嗽后突感右侧胸痛，

呼吸困难加重，听诊右肺呼吸音明显减弱。

61. 最可能的原因是

    A. 胸膜炎   B. 急性左心衰竭

    C. 急性心肌梗死   D. 自发性气胸

    E. 肺动脉栓塞

62. 为明确诊断，首选的检查方法是

    A. 心电图   B. 肺功能检查

    C. 胸部 X 线检查   D. 胸腔内测压

    E. 血气分析

（63～65 题共用题干）

    患者，男，59 岁。由于急性肠梗阻出现频繁呕吐，导致代谢性酸中毒。

63. 典型症状是

    A. 呼吸浅而慢   B. 呼吸浅而快

    C. 呼吸深而慢   D. 呼吸急促

    E. 呼吸深而快

64. 辅助检查应是

    A. 血 pH < 7.35   B. 血 pH > 7.45

    C. 血 $[K^+]\downarrow$ D. 血 $[HCO_3^-]\uparrow$

    E. 血 $PaCO_2\uparrow$

65. 治疗应首先

    A. 5% GS   B. 5%葡萄糖盐水

    C. 5% $NaHCO_3$ D. 平衡液

    E. 林格液

四、案例分析题：每道案例分析题有 3～12 问。每问的备选答案至少 6 个，最多 12 个，正确答案及错误答案的个数不定。考生每选对一个正确答案给 1 个得分点，选错一个扣 1 个得分点，直至扣至本问得分为 0，即不含得负分。案例分析题的答题过程是不可逆的，即进入下一问后不能再返回修改所有前面的答案。

（66～69 题共用题干）

    患者，女，39 岁。由于意识障碍 2 小时入院。2 小时前，在工作时误吸带有臭鸡蛋味气体后出现意识障碍，间断抽搐。既往史无特殊。体格检查：T 38.1℃，P 120 次/分，R 24 次/分，BP 110/70mmHg。意识不清，间断抽搐。两肺呼吸音清，未闻及干、湿啰音。心率 120 次/分，律齐。腹部平坦，肝、脾肋下未触及。双下肢轻度水肿。两侧病理征均未引出。颅脑 CT 检查未见异常。

66. 关于该患者的诊断，正确的是

    A. 急性脑血管病

    B. 急性硫化氢中毒

    C. 急性一氧化碳中毒

    D. 急性氨气中毒

    E. 急性氯气中毒

    F. 急性氰化氢中毒

67. 应当尽快进行的急救措施包括

    A. 高压氧治疗

    B. 对高热昏迷者，可采用亚冬眠或冬眠疗法

    C. 不宜应用糖皮质激素

    D. 应用大剂量谷胱甘肽

    E. 应用半胱氨酸

    F. 应用细胞色素 C

    G. 抗生素预防感染

68. 与该患者中毒有关的叙述，错误的是

    A. 昏迷时间较久者，同时可发生细支气管肺炎和肺水肿、脑水肿

    B. 吸入极高浓度时，可立即猝死

    C. 严重中毒病例经抢救恢复后，部分患者可留有后遗症

    D. 高压氧治疗可有效改善机体的缺氧状态

    E. 吸入高浓度时，表现为中枢神经系统症状和窒息

    F. 应用糖皮质激素治疗无效

69. 该患者中毒的机制为

    A. 在一定剂量范围内，小部分可以以

原形的形式随呼出气体排出体外

B. 大部分被氧化，生成无毒的物质并排出体外

C. 该气体可在体内蓄积

D. 来不及代谢和排出体外的气体是有害的

E. 可造成组织细胞内窒息、缺氧

F. 吸入极高浓度时，可直接麻痹呼吸中枢造成闪电式中毒死亡

(70～73题共用题干)

患者，男，49岁。因胸闷、胸痛就诊。自述2小时前突发胸部疼痛，有胸闷感，持续存在。休息后略有好转，遂回家休息。自服救心丸治疗，但持续疼痛，入睡困难，遂至急诊就诊。既往有高血压病史多年，未正规服药治疗；体检曾发现高血脂；有大量吸烟史。查体：BP 200/120mmHg，HR 110次/分，SpO_2 98%。神志清楚，烦躁不安，大汗。体型胖。两肺呼吸音清，未闻及啰音。心音低，心律齐。腹平软，无压痛、反跳痛。双下肢无水肿。

70. 需要完善的检查有

  A. 心电图   B. 血常规

  C. 肝功能   D. 肾功能

  E. 心肌酶   F. 凝血指标

  G. 胰酶   H. 血气分析

71. 提示：患者心电图提示广泛前壁的ST段抬高，给予吗啡镇痛，静脉使用硝酸甘油控制血压，并监测血压。期间发现左、右上肢血压差别较大。下一步合理的治疗为

  A. 给予300mg阿司匹林嚼服

  B. 给予300mg氯吡格雷嚼服

  C. 给予肝素抗凝

  D. 给予低分子肝素抗凝

  E. 联系导管室

  F. 联系CT室

72. 提示：患者肾功能指标正常，在无禁忌证的情况下预约CTA。由于是夜急诊，放射科人员有限，提出次日一早进行检查。急诊接诊医生正确的处理为

  A. 听从放射科要求，次日尽早完善检查

  B. 积极联系放射科，争取立即完善检查

  C. 建议转其他医院就诊

  D. 向上级医生汇报，争取院内协调，尽快完善检查

  E. 积极控制血压

  F. 暂缓CTA检查，优先联系导管室行介入治疗

73. 提示：经协商，完成CTA检查，提示主动脉夹层。需要立即安排的措施是

  A. 严格控制血压

  B. 抗血小板治疗

  C. 抗凝治疗

  D. 心外科急会诊

  E. 让患者自行去心外科急诊就诊

  F. 让患者明日上午至心外科门诊就诊

(74～77题共用题干)

患者，男，59岁。晨起家属发现其叫不醒，遂将其送至医院。患者既往有高血压、糖尿病病史。患者呼之不应，无睁眼，无言语，对疼痛刺激有反应，肢体可弯曲。

74. 该患者的GCS评分为

  A. 3分   B. 4分

  C. 5分   D. 6分

  E. 7分   F. 8分

75. 患者入院后应进行的常规检查有

  A. 心电图

  B. 基本生命体征检测

  C. 冠状动脉造影

  D. 血糖

E. 肝肾功能

F. 血脂

G. 血电解质

H. 血气分析

76. 提示：实验室检查结果示血糖1.8mmol/L。家属补充病史：患者平日使用胰岛素控制血糖，入院前1天诉头晕，进食不佳。糖尿病患者低血糖的诊断标准为

A. ≤1.8mmol/L　　B. ≤2.8mmol/L

C. ≤3.9mmol/L　　D. ≤4.0mmol/L

E. ≤4.9mmol/L　　F. ≤5.0mmol/L

77. 提示：静脉注射葡萄糖后患者意识逐渐转清，各项血生化检查基本正常，追问病史，患者3天前因血糖控制不佳加用格列吡酮后未监测血糖。此患者低血糖发作应考虑的原因有

A. 感染　　　　　B. 进食少

C. 药物使用不当　D. 电解质紊乱

E. 精神疾病　　　F. 肝肾功能不全

（78~81题共用题干）

患者，男，52岁。因间歇发作性腹痛伴黄疸、发热1个月入院。患者1个月前，餐后突发上腹痛，向后背、双肩部放射，较剧烈，伴发热38℃左右，无寒战。次日发现巩膜、皮肤黄染，于当地医院应用抗生素及利胆药物后症状缓解。随后2个月又有类似发作3次，再次给予消炎、利胆、保肝治疗，症状减轻。为求进一步明确诊断和治疗来我院。半年前因慢性胆囊炎、胆囊结石行胆囊切除术。无烟酒嗜好，无肝炎、结核病史。近半年来未见明显消瘦。查体：T 37.8℃，HR 88次/分，BP 104/70mmHg，R 20次/分。一般情况好，发育、营养中等，神清，合作。巩膜、皮肤黄染，浅表淋巴结无肿大，头颈心肺无异常。腹平软，肝脾未触及，无压痛或反跳痛，Murphy征

（-），肝区无叩痛，移动性浊音（-），肠鸣音正常。入院前外院行上腹CT检查，结果示脂肪肝、胆囊结石、胆总管结石。

78. 为进一步诊断和治疗，必须进行的检查有

A. 血、尿常规

B. 肝功能

C. 磁共振胰胆管造影（MRCP）

D. PET/CT

E. 胃镜检查

F. 血、尿淀粉酶

G. 肿瘤指标

79. 提示：患者入院后实验室检查结果示外周血 WBC 10.4×10^9/L，N 0.78，Hb 131g/L，TBIL 213.3μmol/L，DBIL 185.1μmol/L，ALT 69IU/L，AST 42IU/L，GGT 170IU/L，CA19-9 317kU/L，ALB 24.3g/L，余正常。肝胆系统B超：脂肪肝；胆囊炎；脾略大；胰未见占位。经药物治疗后，复查：TBIL 113.3μmol/L，DBIL 65.8μmol/L，ALT 54IU/L，AST 37IU/L，CA19-9 254kU/L，ALB 32.1g/L。MRCP：肝外胆管多发结石；慢性胆囊炎；肝左叶小囊肿。该患者目前考虑诊断为

A. 脂肪肝　　　　　B. 溶血性黄疸

C. 胆石症　　　　　D. 十二指肠溃疡

E. 肝细胞性黄疸　F. 梗阻性黄疸

G. 肝脓肿

80. 患者下一步的治疗方案可以是

A. 腹腔镜胆囊切除术或小切口胆囊切除术

B. 胆总管探查+T管引流

C. 胆管切开取石

D. 肝移植

E. 肝段、叶切除术

F. 继续药物保守治疗

81. 术后可能出现的并发症有
    A. 胆汁渗漏　　　B. 结石残留
    C. 复发结石　　　D. 术后胆管狭窄
    E. 胆道出血　　　F. 腹膜炎

(82 ~ 85 题共用题干)

患者，男，56 岁。因阵发性心悸半年，时有胸闷，上 2 楼觉气急 2 个月，下肢水肿 4 天就诊。心电图示窦性心律，HR 64 次/分，P－R 间期 0.24 秒，伴完全性右束支传导阻滞，诊断为扩张型心肌病，心力衰竭。入院后予以洋地黄、利尿剂和扩血管药物治疗。第 4 天突然意识丧失，抽搐。查体：大动脉搏动消失，瞳孔散大，对光反射消失，听诊心音消失，血压为 0mmHg，经救治后神志清醒，心搏恢复，HR 45 次/分。

82. 患者意识丧失发作时，心电图显示哪种情况最适宜电复律治疗
    A. 频发室性期前收缩
    B. 短阵成串室性心动过速
    C. 心房扑动
    D. 心房颤动
    E. 心室扑动或心室颤动
    F. 窦性心动过缓
    G. 窦性停搏

83. 对于该患者的处理措施，最关键的是
    A. 心脏按压
    B. 气管插管
    C. 人工呼吸
    D. 静脉推注肾上腺素
    E. 心电图检查
    F. 静脉推注阿托品

84. 患者意识丧失，抽搐应考虑为
    A. 心源性休克
    B. 阿－斯综合征
    C. 脑栓塞
    D. 一过性脑血管痉挛

E. 重度心力衰竭
    F. 低血容量性休克

85. 提示：患者抢救成功后，BP 70/30mmHg，HR 45 次/分，心电图示三度房室传导阻滞。此时患者的处理为
    A. 临时心脏起搏器植入术
    B. 静脉注射普罗帕酮
    C. 静脉滴注利多卡因
    D. 静脉注射多巴酚丁胺
    E. 停用所有药物，观察
    F. 电除颤

(86 ~ 89 题共用题干)

患者，女，33 岁。因反复发作咳嗽 10 个月，加重 1 天就诊。10 个月前患者因受凉出现咳嗽、咳痰伴发热，就诊当地医院给予抗生素（具体不详）等治疗，体温恢复正常，但咳嗽症状持续，偶伴有胸闷、憋气、发汗，应用止咳、化痰、平喘等药物，症状有所缓解，但间断反复发作。1 天前患者无明显诱因再次出现咳嗽症状，白黏痰，量不多，无发热，遂来我院就诊。既往体健，否认药物过敏史，无家禽、宠物接触史。查体：T 36℃，P 90 次/分，R 22 次/分，BP 110/60mmHg；神志清楚，坐位；气管居中，胸廓对称；双肺叩诊呈清音，双肺呼吸音粗，可闻及呼气相哮鸣音；心界不大，心律齐，未闻及各瓣膜区杂音；腹部查体未见异常；双下肢无水肿。

86. 患者在急诊急需完善的检查包括
    A. 心电图（ECG）
    B. 血气分析
    C. 心肌酶谱＋脑钠肽（BNP）
    D. 超声心动图（UCG）
    E. 血常规＋C－反应蛋白（CRP）
    F. 胸部 X 线片
    G. 胸部 CT
    H. 肺功能

I. 支气管舒张试验

J. 过敏原测定

87. 提示：实验室检查示外周血 WBC 11.3 × 10^9/L，N 0.75，L 0.20，E 3%，Hb 123g/L，PLT 221 × 10^9/L，CRP 25mg/ml；血气分析：pH 7.45，PaO_2 82.1mmHg、动脉 $PaCO_2$ 30.6mmHg。ECG：窦性心律、未见 ST－T 改变。胸部 X 线片：双肺未见明显渗出。患者的临床诊断为

A. 肺结核

B. 慢性支气管炎

C. 支气管哮喘

D. 支气管扩张

E. 急性呼吸窘迫综合征

F. 肺栓塞

88. 针对患者此次急性发作，可给予的治疗有

A. 氧疗   B. 茶碱类药物

C. 抗胆碱药   D. 抗 IgE 治疗

E. 抗生素   F. 糖皮质激素

G. β 受体激动剂

89. 患者经药物治疗后病情平稳，肺内哮鸣音消失。患者症状好转后最需要完善的检查是

A. 胸部 CT

B. CT 肺动脉造影（CTPA）

C. 过敏原测定

D. 运动试验

E. 肺功能测定

F. 支气管舒张试验

（90~92 题共用题干）

患者，男，72 岁。由于胸闷憋气就诊。1 天前无明显诱因出现胸闷憋气，进行性加重，夜间不能平卧。遂至急诊就诊。既往有慢性肾衰竭病史多年，未规律治疗。查体：BP 150/96mmHg，HR 124 次/分，

SpO_2 85%；神志清楚；两肺呼吸音粗，双肺可闻及啰音；心音低，心律齐；腹平软，无压痛及反跳痛；双下肢明显水肿。心电图提示窦性心动过速，T 波高尖。血气分析回报：pH 7.135，PCO_2 34mmHg，PO_2 56mmHg，[K^+] 7.0mmol/L。

90. 患者应进行的合理治疗包括

A. 10% 葡萄糖溶液 + 胰岛素 10～16U 静脉滴注

B. 葡萄糖酸钙静脉推注

C. 5% 碳酸氢钠 125ml 静脉滴注

D. 应用聚磺苯乙烯（降钾树脂）

E. 床旁血液净化治疗

F. 应用呋塞米

91. 提示：予以患者上述治疗，在留置右颈内深静脉置管拟行床旁血液净化治疗时，患者突发意识丧失，伴有大小便失禁。心电监护示心室颤动。立即予以胸外按压及球囊面罩辅助通气。下一步最优先考虑的治疗是

A. 双相波 200J 除颤

B. 肾上腺素 1mg 静脉注射

C. 给予氯化钙静脉注射

D. 呋塞米静脉注射

E. 胺碘酮 150mg 静脉注射

F. 利多卡因静脉注射

92. 提示：经上述治疗后，心电监护示患者恢复窦性心律，神志转清。但仍有胸闷气促，两肺可闻及湿啰音，持续无尿。最有效的治疗方法是

A. 10% 葡萄糖溶液 + 胰岛素 10～16U 静脉滴注

B. 葡萄糖酸钙静脉推注

C. 5% 碳酸氢钠 125ml 静脉滴注

D. 应用降钾树脂

E. 床旁血液净化治疗

F. 应用呋塞米

（93～95 题共用题干）

患者，男，61 岁。因持续剧烈胸痛伴胸闷 5 小时入院。在当地医院查心电图示广泛前壁心肌梗死，转入急诊科时患者烦躁，不能平卧，BP 85/45mmHg，HR 110 次/分，SpO_2 90%，双肺呼吸音粗，可闻及大量湿啰音。实验室检查示外周血 WBC 7.1 × 10^9/L，N 0.83，Hb 125g/L，Hct 38.5%，PLT 134 × 10^9/L；CK 929U/L，CK－MB 312U/L，LDH_2 810U/L，cTNI 16.81ng/ml；肾功能、电解质正常。血气分析：pH 7.11，PaO_2 65mmHg，$PaCO_2$ 27mmHg，BE －5mmol/L BNP 6349pg/ml。心电图：前壁广泛心肌梗死。

93. 患者可能的临床诊断为
    A. 感染性休克
    B. 急性左侧心力衰竭
    C. 过敏性休克
    D. 心源性休克
    E. 暴发性心肌炎
    F. 急性心肌梗死
    G. 急性心包炎
    H. 肺栓塞

94. 提示：患者收入抢救室后立即给予吸氧、心电监护、建立静脉通路等治疗措施，患者仍烦躁，痛苦表情，口唇发绀。此时进一步治疗应给予
    A. 吗啡
    B. 无创呼吸机正压通气
    C. 多巴酚丁胺
    D. 硝酸甘油
    E. 毛花苷丙
    F. 肾上腺素肌内注射
    G. 质子泵抑制剂

95. 提示：经上述积极治疗，患者血压为 70/50mmHg，意识模糊。下一步推荐的治疗方案为

A. 急诊经皮冠状动脉介入（PCI）术
B. 急诊冠状动脉旁路移植术（CABG）
C. 放置主动脉内球囊反搏（IABP）后行急诊经皮冠状动脉介入（PCI）术
D. 增大血管活性药物用量
E. 使用去甲肾上腺素
F. 立即进行气管插管机械通气

（96～100 题共用题干）

患者，男，65 岁。18：00 聚餐饮 39 度白酒约 250ml（平时可饮同类酒 400ml 而不醉酒），半小时后出现阵发性腹痛，伴恶心、呕吐，呕吐物为咖啡色，量约 50ml，于 19：30 来院急诊。既往高血压病史 8 年，平时服硝苯地平 10mg，3 次/日，血压波动范围为（150～170）/（90～100）mmHg；否认冠状动脉粥样硬化性心脏病、糖尿病、脑卒中及手术史。查体：T 36.8℃，P 90 次/分，R 22 次/分，BP 150/75mmHg；神志清楚，心律齐，肺部听诊无异常，腹软，剑突下压痛（±），无腹肌紧张，四肢活动正常。

96. 患者的诊断可能为
    A. 急性胃炎　　　　B. 急性胆囊炎
    C. 急性胰腺炎　　　D. 急性酒精中毒
    E. 心绞痛　　　　　F. 高血压病
    G. 急性心肌梗死　　H. 脑血管意外
    I. 消化道穿孔

97. 提示：经休息后患者腹痛症状好转，于门诊留观；约 5 分钟前患者于排便过程中出现胸骨下段压榨样疼痛。急行 12 导心电图检查发现窦性心律，Ⅱ、Ⅲ、aVF 导联 ST 段呈弓背向上型抬高 1.1mV，V_1、V_2 导联 ST 段压低 0.075mV。首先考虑的诊断是
    A. 急性胃炎
    B. 急性胆囊炎
    C. 急性下壁 ST 段抬高型心肌梗死

D. 变异型心绞痛

E. 高血压病

F. 急性心包炎

G. 胆心综合征

98. 提示：经吗啡镇痛及休息、吸氧等综合处理后，胸痛缓解不明显。拟行静脉溶栓治疗。溶栓的一般适应证包括

A. 年龄 65 岁

B. 发病时间在 12 小时之内

C. 急性下壁心肌梗死

D. 高血压病

E. 饮酒之后

F. 无心律失常

G. 无心力衰竭

99. 提示：溶栓治疗后约 2 小时出现频发室性期前收缩及阵发性室性心动过速。复测血压 120/80mmHg。此时的处理要点是

A. 胺碘酮 150mg 缓慢静脉注射，继之缓慢静脉滴注维持

B. 静脉补钾、补镁

C. 继续观察，暂不处理

D. 抽血查电解质

E. 应用镇静剂

F. 电复律

G. 停用抗凝剂

H. 床旁心室晚电位检查

100. 提示：由于静脉输液量偏大，而且滴速过快，加之患者未很好地控制饮食，入院第 3 天，出现快速性心房颤动，患者诉心悸及胸闷不适，经减慢输液，静脉推注呋塞米及用地高辛控制心室率后，心室率减慢。历经 5 天的治疗，心房颤动仍未纠正，拟行电击复律。电击复律时，正确的处理措施是

A. 用交流电电击复律

B. 用直流电电击复律

C. 电击前停用地高辛 1 天

D. 电击前无须停用地高辛

E. 双相波电击能量用 50J

F. 双相波电击能量用 120J

G. 用同步电击复律

H. 用非同步电击复律

I. 用安定静脉推注，直至患者入睡后才电击复律

J. 不需用安定，在患者清醒状态下电击复律

全真模拟试卷（四）

一、**单选题：每道试题由1个题干和5个备选答案组成，题干在前，选项在后。选项A、B、C、D、E中只有1个为正确答案，其余均为干扰选项。**

1. 急诊医生需要重视的意识障碍患者，格拉斯哥昏迷评分（GCS）为
   A. <13　　　　B. <12
   C. <11　　　　D. <10
   E. <9

2. 以下不属于气管切开适应证的是
   A. 异物导致严重喉部阻塞
   B. 咽喉部位手术
   C. 急性喉头水肿
   D. 昏迷伴肺部感染，大量痰液
   E. 慢性支气管炎

3. 以下不是导致中心静脉压测定值偏高的因素是
   A. 支气管痉挛
   B. 呼气末正压通气（PEEP）
   C. 测压时或测压前应用毛花苷丙
   D. 测压时或测压前应用多巴胺
   E. 肾素、醛固酮分泌增多

4. 患者，男，38岁。半年来间断发热、头痛，伴癫痫大发作5次。2个月来左侧肢体无力。体格检查：视神经乳头边界不清，左侧鼻唇沟浅，伸舌稍左偏，左上下肢肌力4级，左膝反射亢进，左侧巴宾斯基征（+），左半身痛觉减退。头颅CT示右额顶叶有大片低密度区，右侧侧脑室受压变小，中线结构左移，强化后见外周有一环状增强影，直径为3~4cm，环内为均匀低密度影。既往体

健，7个月前有拔牙史。最可能的诊断为
   A. 脑肿瘤　　　　B. 脑炎
   C. 结节性硬化　　D. 脑囊虫
   E. 脑脓肿

5. X线胸片提示主动脉增宽，主动脉外形不规则，局部有隆起，可能是
   A. 急性心肌梗死　　B. 心绞痛
   C. 肺栓塞　　　　　D. 主动脉夹层
   E. 气胸

6. 夜间阵发性呼吸困难主要见于
   A. 癔症
   B. 急性左心衰竭
   C. 急性脑血管病
   D. 慢性阻塞性肺疾病
   E. 急性感染所致的败血症

7. 患者，男，54岁。有黑矇2个月入院，无明显诱因出现发作性黑矇，与体位无关，无视物旋转，无晕厥。心电图提示：窦性心动过缓，心率32次/分。患者既往未服用过减慢心率的药物，目前最有效的治疗措施是
   A. 提升心率的药物
   B. 植入临时起搏器
   C. 植入永久起搏器
   D. 外科手术
   E. 心脏移植

8. 患者，男，64岁。突发腹部持续性疼痛5小时，2小时前加重，呈撕裂样疼痛，向大腿根部放射，于当地医院行腹部CT，结果示腹主动脉明显扩张。考虑腹主动脉瘤，给予解痉、止痛等对症处

理，症状缓解不明显，遂转院进一步治疗。既往高血压病史 4 年，未规律诊治。体格检查：神清，体温 36.3℃，脉搏 99 次/分，呼吸 22 次/分，血压 87/48mmHg。该患者最可能的诊断是

A. 急性冠脉综合征

B. 胃、十二指肠溃疡穿孔

C. 肠系膜动脉栓塞

D. 腹主动脉夹层

E. 肠梗阻

9. 患者呼之不应，压眶有反应，呼吸平稳，腹壁反射消失，瞳孔对光反射及腱反射存在，其意识状态为

A. 意识模糊   B. 昏睡

C. 浅昏迷   D. 嗜睡

E. 深昏迷

10. 有关氰化物中毒的描述，错误的是

A. 进食含氰甙的植物果实和根部如苦杏仁、枇杷仁、桃仁、木薯、白果等亦可引起急性氰化物中毒

B. 某些有机氰化物如乙腈、丙烯腈、丙酮氰醇、异氰酸酯类，均能在体内迅速析出氰离子导致中毒，属氰化物中毒

C. 硝普钠长期大量应用可导致氰化物中毒

D. CN^- 与呼吸链的终端酶（细胞色素氧化酶）中的 Fe^{3+} 结合使酶丧失活性，导致细胞内呼吸中断，阻断电子传递和氧化磷酸化

E. 氰化物中毒后主要以损害心血管系统为主，同时可伴有中枢神经系统、呼吸系统等多系统受损的表现

11. 心搏骤停患者在自主循环恢复后，如果仍处于昏迷状态，需要进行目标温度管理，目标温度控制的合适范围为

A. 30℃~32℃   B. 32℃~34℃

C. 31℃~36℃   D. 33℃~36℃

E. 36℃~38℃

12. 有关腹痛的叙述，错误的是

A. 对于切割、烧灼敏感

B. 主要靠 C 类纤维传导

C. 疼痛持续时间长

D. 内脏痛定位不准确

E. 可引起某些皮肤区域的感觉过敏

13. 有关热型的描述，错误的是

A. 稽留热是指体温上升后即恒定维持在39℃~40℃的高水平，达数天或数周，24 小时内体温波动范围不超过1℃

B. 稽留热是指体温常在39℃以上，波动幅度大，24 小时内体温波动范围超过2℃，且都在正常水平以上

C. 间歇热是指体温升高达高峰后持续数小时，又迅速降至正常水平，无热期（间歇期）可持续 1 天至数天，如此高热期与无热期反复交替出现

D. 波状热是指体温逐渐上升达39℃或以上，数天后又逐渐下降至正常水平，持续数天后又逐渐升高，如此反复多次

E. 不规则热是指发热的体温曲线无一定规律性

14. 急性心肌梗死出现持续性单形性室性心动过速，但血流动力学尚稳定的患者，首先应做的处理是

A. 立即电复律

B. 静脉使用毛花苷丙

C. 静脉注射利多卡因 50mg

D. 口服 β 受体拮抗剂

E. 奎尼丁

15. 有关糖尿病酮症酸中毒治疗策略的描述，错误的是

A. 初始治疗时，血钠 >150mmol/L 者应首先输注 0.45% NaCl 液体

B. 血钾 <3.5mmol/L 时，应停止应用胰岛素

C. 初始 2 小时应静脉输注生理盐水

D. 首个 24 小时，需补液 4~5L，维持尿量 >30ml/h

E. 可于静脉扩容同时经胃肠道补液（可占总液量 1/3~1/2）

16. 甲状腺功能减退造成黏液性水肿昏迷时，实验室指标的改变为

A. 血清 T_4 水平升高

B. 血清 T_3 水平降低和血清 TSH 水平降低

C. 血清促甲状腺激素（TSH）水平明显升高和血 T_4 水平测不出

D. 血清 TSH 水平明显降低

E. 血清 TSH 水平测不出和血 T_3 水平测不出

17. 手背部刀伤，创口出血不止，现场最简便有效的止血方法是

A. 前臂止血带止血

B. 立即缝合伤口

C. 腕部止血带止血

D. 上臂止血带止血

E. 局部加压包扎止血

18. 有关急性酒精中毒的描述，正确的是

A. 酒精中毒不会出现深昏迷，中枢神经系统抑制的表现

B. 出现重要脏器如心脏、肝脏、肾脏、肺脏等急性衰竭表现者为中度中毒

C. 血液净化治疗不适用于酒精中毒的治疗

D. 酒精中毒患者常会出现行为粗鲁、易攻击等行为，因此就诊时应常规予以镇静剂镇静，以免发生意外

E. 明确急性酒精中毒患者，若 GCS≤5 分则可诊断为重度酒精中毒

19. 对肺栓塞患者使用肝素治疗时，APTT 要尽快达到正常值的

A. 5 倍以上

B. 3 倍以上

C. 1.5~2.5 倍

D. 接近正常值

E. 不应监测 APTT，应监测 INR

20. 患者，男，69 岁。既往高血压、冠心病病史，受凉后突发呼吸困难，不能平卧。测得血压为 220/120mmHg，双肺呼吸音粗，满布湿啰音。宜选用的降压药物为

A. 卡托普利　　　　B. 硝苯地平

C. 硝普钠　　　　　D. 硝酸甘油

E. 呋塞米

21. 患者，男，68 岁。慢性肾功能不全 16 年，此次出现憋喘、胸闷，下肢肿胀，尿少入院。测血压 180/95mmHg，肌酐 1200μmol/L，脑钠肽 2000mmol/L。目前最有效治疗措施为

A. 限制水钠摄入　　B. 利尿治疗

C. 扩血管治疗　　　D. 强心治疗

E. 肾脏替代治疗

22. 流行性出血热引起休克的主要原因是

A. 弥散性血管内凝血引起的全身出血

B. 小血管通透性增加

C. 使用退热药物引起的大汗

D. 消化道出血

E. 脑部金黄色葡萄球菌感染释放的毒素

23. 原发免疫性血小板减少症患者行骨髓穿刺检查的目的为

A. 了解骨髓增生情况

B. 证明巨核细胞数增多

C. 证明有血小板减少

D. 排除引起血小板减少的其他疾病

E. 证明有抗血小板抗体

24. 患者，男，48 岁。主因腹痛 5 小时，加重 1 小时就诊。5 小时前无诱因持续剑突下疼痛伴阵发性加重，无放射痛，无转移痛。近 1 小时来疼痛加重。既往有心房颤动病史。查体：体温 37.3℃，脉搏 102 次/分，呼吸 22 次/分，血压 115/70mmHg，神清，全身皮肤黏膜无黄染，口唇无发绀，双肺呼吸音粗，未闻及干、湿啰音；心律绝对不齐，未闻及杂音；腹软，无压痛、反跳痛、肌紧张，麦氏点压痛（-），墨菲征（-），全腹叩诊鼓音，双肾区无叩痛，肠鸣音弱，1 次/分。血淀粉酶正常。立位腹部平片未见异常。考虑患者可能的诊断为

A. 急性胆囊炎

B. 急性阑尾炎

C. 肠系膜上动脉血栓

D. 消化道穿孔

E. 急性胰腺炎

25. 下列关于氨基糖苷类抗生素的不良反应，不包括的是

A. 变态反应

B. 神经肌肉阻断作用

C. 骨髓抑制

D. 肾毒性

E. 耳毒性

二、多选题：每道试题由 1 个题干和 5 个备选答案组成，题干在前，选项在后。选项 A、B、C、D、E 中至少有 2 个正确答案。

26. 下列有关头痛的说法，正确的为

A. 头痛的程度不一定与疾病的严重程度相关

B. 浅在性头痛常见于眼、鼻、齿源性

C. 神经官能症性头痛的病程较长

D. 偏头痛对症治疗后常能迅速缓解

E. 头痛伴发热、意识障碍时应及时就医并进行转诊

27. 引起昏迷的全身性病变有

A. 脑出血　　　　B. 伤寒

C. 乙脑　　　　　D. 一氧化碳中毒

E. 败血症

28. 长期低热可见于

A. 甲亢　　　　　B. 结核病

C. 伤寒　　　　　D. 乙型脑炎

E. 肝癌

29. 符合简单型热性惊厥的为

A. 年龄小于 6 个月

B. 反复多次惊厥

C. 体温 39℃

D. 强直-阵挛性发作

E. 惊厥 <10 分钟

30. 重型肝炎的主要并发症包括

A. 上消化道出血　B. 肝性脑病

C. 肝癌　　　　　D. 感染

E. 肝肾综合征

31. 需要急诊医生特别注意的皮肤表现有

A. 老年人或体弱患者的急性全身性红斑

B. 瘀点、紫癜、瘀斑

C. 发热或全身性疾病患者出现大片的红斑疹

D. 广泛的大水疱

E. 大面积的皮肤脱屑

32. 6 个月男婴，因腹泻、呕吐 2 天入院。诊断为腹泻病，伴中度脱水及酸中毒，经补液治疗后出现低血钾的症状。出现低血钾的原因不包括

A. 腹泻时排出大量钾盐

B. 酸中毒时钾经肾排出增加

C. 补液后钾经尿大量排出

D. 补液后血液被稀释，血钾相对降低

E. 钾向细胞外转移

33. 对于小儿化脓性脑膜炎，抗生素的应用时间通常为

A. 脑脊液不正常，但临床症状消失已1周以上可考虑停药

B. 临床症状消失，脑脊液正常后停药是抗生素治疗的一般原则

C. 其他致病菌引起的脑膜炎，使用第三代头孢菌素类或氨基糖苷类抗生素，在脑脊液正常后再用药1~2周后停药

D. 临床症状消失即可停药

E. 肺炎链球菌脑膜炎选青霉素治疗时，疗程不少于2~3周

34. 有关急性一氧化碳中毒的发病机制，正确的为

A. 主要为组织缺氧

B. 一氧化碳与Hb有较强的亲和力

C. COHb失去携氧能力

D. COHb易解离

E. 以全身和中枢缺氧症状为主

35. 急性胰腺炎的局部并发症有

A. 胰腺脓肿　　B. 胰腺纤维化

C. 胰腺萎缩　　D. 胰腺钙化

E. 胰腺假性囊肿

36. 患者，女，28岁。临床诊断为特发性癫痫，病史已4年。主要表现为全身强直-阵挛性发作，每月发作2~3次。其防治的正确措施为

A. 应根据各种不同的病因，进行有针对性的治疗

B. 避免疲劳、高热、饮酒、激烈运动等诱发因素

C. 发作时应尽快肌内注射地西泮以制止发作

D. 药物应用，需待癫痫完全控制2~5年后才可考虑终止

E. 根据脑电图和颅脑CT的变化，决定抗癫痫药的应用时间

37. 轻症中暑的处理原则有

A. 脱离高温环境至阴凉通风处休息

B. 有循环衰竭早期症状者，静脉补液

C. 口服清凉饮料

D. 物理降温

E. 吸氧

38. 对电击伤患者进行现场抢救时，重要措施应包括

A. 迅速切断电源

B. 如呼吸、心跳停止，应立即做人工呼吸、心脏按压

C. 预防感染

D. 毛花苷丙静脉注射

E. 静脉滴注利多卡因

39. 哮喘急性发作的严重程度分级包括

A. 轻度　　　　B. 中度

C. 重度　　　　D. 危重度

E. 极危重度

40. 以下属于狂犬病Ⅲ级暴露的情况有

A. 完整的皮肤被舔舐

B. 无明显出血的轻微抓伤或擦伤

C. 破损的皮肤被舔舐

D. 黏膜被舔舐

E. 被蝙蝠咬伤

41. 破伤风的治疗原则为

A. 及时正确处理伤口

B. 应用抗毒素中和毒素

C. 补充水、电解质

D. 常规气管切开保证气道通畅

E. 立即给予广谱抗生素预防感染

42. 流行性出血热的临床分期包括

A. 发热期　　　　B. 低血压休克期

C. 少尿期   D. 多尿期

E. 恢复期

43. 黏液水肿昏迷患者的治疗措施包括

    A. 去除诱因

    B. 改善通气

    C. 纠正低体温、低血压、低血钠

    D. 替代治疗

    E. 抗生素

44. 第三代头孢菌素的特点为

    A. 对革兰阳性菌作用不如第一、二代

    B. 对 β－内酰胺酶稳定性高

    C. 对铜绿假单胞菌和厌氧菌有效

    D. 可透过血－脑屏障

    E. 对肾脏基本无毒性

45. 必须立刻紧急处理的心律失常包括

    A. 频发房性期前收缩

    B. 频发室性期前收缩

    C. 室性心动过速伴意识障碍

    D. 室上性心动过速伴皮肤发绀

    E. 窦性心动过速

46. 纠正代谢性酸中毒时应注意防治的电解质紊乱为

    A. 低钠血症   B. 低钾血症

    C. 低钙血症   D. 低磷血症

    E. 低镁血症

47. 肾上腺素的禁忌证为

    A. 糖尿病

    B. 出血性休克

    C. 器质性心脏病

    D. 高血压

    E. 甲状腺功能亢进症

48. 系统性红斑狼疮的血清补体特点为

    A. 总补体下降

    B. 血清补体 C5 下降

    C. 血清补体 C4 下降

    D. 补体 C1q 降低

    E. 血清补体 C3 下降

三、共用题干单选题：以叙述 1 个以单一患者或家庭为中心的临床情景，提出 2~6 个相互独立的问题，问题可随病情的发展逐步增加部分新信息，每个问题只有 1 个正确答案，以考查临床综合能力。答题过程是不可逆的，即进入下一问后不能再返回修改所有前面的答案。

（49~50 题共用题干）

患者，男，60 岁。发热伴头痛、呕吐已有 4 天。4 日前患者在接触冷空气后开始发热，体温最高达 39.6℃，伴有剧烈头痛、呕吐和抽搐，自行服用感冒药无好转。患者曾经被诊断为 2 型糖尿病。体格检查结果显示：体温 39℃，心率 120 次/分，呼吸 24 次/分，血压 140/75mmHg。患者神志清楚但精神状态虚弱，浅表淋巴结未触及，巩膜无黄染，双侧瞳孔等大、等圆，直径 3mm，存在光反射，颈部有抵抗，四肢肌力和肌张力正常。克氏征阳性，巴氏征阳性。

49. 此患者诊断首先考虑

    A. 急性脑血管疾病

    B. 糖尿病酮症酸中毒

    C. 脑炎

    D. 脑膜炎

    E. 上呼吸道感染

50. 为明确诊断，首选的检验或检查项目为

    A. 血常规、生化及血培养等

    B. 头颅 CT

    C. 胸片

    D. 腰椎穿刺及化验

    E. 头颅磁共振

（51~52 题共用题干）

患者，男，53 岁。1 天前饮酒后逐渐

出现意识模糊, 胡言乱语, 双手阵发性抖动, 3 小时前意识丧失, 医院急诊。既往长期酗酒, 近 2 年食欲缺乏, 消瘦, 未诊治。体格检查: 昏迷, 血压 105/60mmHg, 心率 95 次/分, SpO_2 95%, 皮肤可见肝掌、蜘蛛痣, 双侧瞳孔等大, 直径 3mm, 对光反射正常, 心肺无特殊, 腹软, 移动性浊音 (+), 双下肢无水肿, 双侧病理征 (–)。

51. 该患者初步诊断考虑
    A. 急性脑卒中　　B. 癫痫
    C. 肝性脑病　　　D. 酒精中毒
    E. 恶性肿瘤

52. 对确诊意义最大的检查为
    A. 血酒精浓度检测
    B. 头颅 CT
    C. 脑电图
    D. 血氨
    E. 肿瘤标记物

(53 ~ 55 题共用题干)

　　患者, 男, 73 岁。反复咳嗽、咳痰已超过 10 年, 进行性呼吸困难 5 年。最近受凉后, 上述症状加剧并出现 1 天的意识模糊。体格检查发现: 血压 100/60mmHg, 口唇发绀, 胸廓呈桶状, 双肺叩诊呈过度清音, 呼吸急促, 双肺听诊可闻及细湿啰音, 双下肢有凹陷性水肿, 病理反射未能引起。X 线检查显示两侧肺纹理增多、紊乱, 肺野透亮度增高, 右心室扩大。血气分析结果显示 PaO_2 为 40mmHg, $PaCO_2$ 为 92mmHg。

53. 最合适的诊断为
    A. 支气管扩张、慢性肺心病、呼吸衰竭
    B. 支气管哮喘、慢性肺心病、呼吸衰竭、肺性脑病可能
    C. 慢性阻塞性肺疾病急性发作、慢性肺心病

D. 慢性支气管炎急性发作、慢性阻塞性肺气肿、慢性肺心病、呼吸衰竭、脑血管意外可能
    E. 慢性支气管炎急性发作、慢性阻塞性肺气肿、慢性肺心病、呼吸衰竭、肺性脑病可能

54. 吸氧后, 动脉血气分析示 PaO_2 80mmHg, $PaCO_2$ 110mmHg。$PaCO_2$ 增高的原因最可能是
    A. 气道阻力增加
    B. 心排血量降低
    C. 肺部感染加重
    D. 通气受到抑制
    E. 测定误差

55. 针对意识模糊应采用
    A. 通畅气道, 机械通气
    B. 强心剂
    C. 糖皮质激素
    D. 纳洛酮促醒
    E. 神经营养药

(56 ~ 59 题共用题干)

　　患者, 男, 68 岁。现神志不清, 大动脉搏动消失, 瞳孔散大; 急救人员开始进行心肺复苏。

56. 心肺复苏时, 胸外心脏按压的推荐频率为
    A. 60 ~ 80 次/分
    B. 60 ~ 100 次/分
    C. 50 ~ 80 次/分
    D. 80 ~ 100 次/分
    E. 100 ~ 120 次/分

57. 对患者进行胸外按压, 描述错误的为
    A. 按压部位在胸骨中下 1/3 处
    B. 按压时以使胸廓下陷 5 ~ 6cm 为好
    C. 应用冲击式按压以加大按压力度
    D. 胸外按压频率为 100 ~ 120 次/分
    E. 放松时手掌根不能离开胸骨

58. 心搏骤停时应用肾上腺素有助于恢复自主循环，其主要机制为
    A. α肾上腺素受体激动作用
    B. 降低右心室射血阻力
    C. 兼有α和β肾上腺素受体激动作用
    D. 减少心肌耗氧
    E. 收缩脑血管，减轻脑水肿

59. 患者心搏恢复，约15分钟后又出现室上性心动过速，心室率为160次/分，用多巴胺静脉滴注使血压维持90/60mmHg。此时应选择的治疗方法为
    A. 维拉帕米5mg静脉注射
    B. 普罗帕酮70mg静脉注射
    C. 压迫眼球
    D. 利多卡因50mg静脉注射
    E. 直流电复律

(60～61题共用题干)

患者，女，27岁。由于双下肢皮肤散在出血点及瘀斑4天来诊。血常规：白细胞计数 5.2×10^9/L，血红蛋白100g/L，血小板计数 32×10^9/L。

60. 诊断原发免疫性血小板减少症的直接证据为
    A. 血小板寿命缩短
    B. 外周出现巨大血小板，出血时间延长
    C. 抗血小板膜糖蛋白Ⅱb/Ⅲa自身抗体测定
    D. 骨髓涂片示巨核细胞增生
    E. PAIg阳性

61. 给予患者糖皮质激素治疗，以下说法正确的为
    A. 为减低糖皮质激素的副作用，血小板升至正常即需停药
    B. 糖皮质激素能使外周血小板数量迅速上升
    C. 糖皮质激素可降低毛细血管脆性、

渗透性，从而减轻出血
    D. 糖皮质激素可抑制抗原、抗体生成
    E. 糖皮质激素适用于反复发作的慢性ITP

(62～63题共用题干)

患者，男，69岁。劳力性心绞痛入院。入院后心肌坏死标记物检测阴性，心电图提示前间壁ST段压低0.15mV。常规抗血小板治疗及硝酸甘油片口服。现患者突发胸痛，闷痛，复查心电图及心肌酶。

62. 为缓解症状，改硝酸甘油针剂，描述错误的为
    A. 起始剂量为 $20～30\mu g$/min
    B. 根据情况每5～10分钟增加5～$10\mu g$/min
    C. 小剂量以扩张静脉和冠脉为主
    D. 避免用于严重低血压、严重心动过缓患者
    E. 大剂量以扩张动脉为主，降低血压

63. 此患者硝酸甘油针已滴定至 $80\mu g$/min，血压98/54mmHg，胸痛未缓解，心电图及心肌酶变化不明显，下一步处理措施为
    A. 继续上调硝酸甘油剂量，5分钟增加 $5\mu g$/min
    B. 增加拜阿司匹林剂量
    C. 加用硝普钠针
    D. 吗啡针3mg静脉注射，监测呼吸
    E. 立即冠脉造影

(64～65题共用题干)

患者，女，68岁。2天前拾到一小袋粗盐，今日用其烹饪青菜，进食后出现腹痛、呼吸困难，入院时口唇发绀，SpO_2 为86%，血气分析：pH 7.46，PaO_2 90mmHg，$PaCO_2$ 30mmHg，BE -1.2mmol/L。

64. 该患者首先考虑诊断为
    A. 一氧化碳中毒

B. 有机磷中毒

C. 急性胃肠炎

D. 亚硝酸盐中毒

E. 重金属中毒

65. 最佳治疗措施为

A. 小剂量亚甲蓝静脉注射

B. 碘解磷定

C. 呼吸机治疗

D. 阿托品

E. 左氧氟沙星

四、案例分析题：每道案例分析题有 3 ~ 12 问。每问的备选答案至少 6 个，最多 12 个，正确答案及错误答案的个数不定。考生每选对一个正确答案给 1 个得分点，选错一个扣 1 个得分点，直至扣至本问得分为 0，即不含得负分。案例分析题的答题过程是不可逆的，即进入下一问后不能再返回修改所有前面的答案。

（66 ~ 69 题共用题干）

患者，男，52 岁。因突发性头痛、恶心、呕吐 4 小时入院。被紧急送医。4 小时前在排便后出现剧烈头痛，主要位于双侧颞部，伴随恶心、全身冷汗和对光过敏的症状，并且在到达医院的途中呕吐了 2 次。患者既往无特殊病史，家族史也没有相关疾病。体格检查显示 T 为 38.1℃，P 为 66 次/分，R 为 20 次/分，BP 为 130/90mmHg；患者神志清醒、语言流畅，双侧瞳孔等大正圆，对光反应灵敏，颈项强直，四肢肌力为 V 级，肌张力正常，病理反射未引出，心肺无异常，肝脾未触及，双下肢无水肿。实验室检查结果显示外周血 WBC 为 15×10^9/L，RBC 为 4.5×10^{12}/L，Hb 为 120g/L，PLT 为 210×10^9/L。急诊头部 CT 提示脑池等弥散高密度影。

66. 目前考虑的诊断为

A. 脑出血

B. 脑栓塞

C. 脑血栓形成

D. 颅内静脉窦血栓形成

E. 蛛网膜下腔出血

F. 病毒性脑膜炎

67. 进一步检查包括

A. 凝血功能

B. CT 静脉血管成像

C. 腰椎穿刺脑脊液检查

D. 眼底镜检查

E. 脑血管造影

F. 经颅多普勒（TCD）

68. 与该病例相符的脑脊液检查特点包括

A. 初期红白细胞比例约 700∶1

B. 糖和氯化物降低

C. 呈均匀一致的血性脑脊液

D. 蛋白含量可增高

E. 起病 12 小时后脑脊液离心上清液呈黄色

F. 可见含胆红素结晶的吞噬细胞

69. 对该病例的处理，不恰当的为

A. 卧床，床头抬高30°

B. 应用 Hunt 和 Hess 分级法帮助决策手术时机

C. 应用非甾体抗炎药解热镇痛

D. 积极脱水

E. 应用尼莫地平

F. 痫性发作时应用安定

（70 ~ 73 题共用题干）

患者，男，18 岁。因发热、食欲减退、恶心 2 周，皮肤黄染 1 周来诊。2 周前患者开始出现发热（38.1℃）以及全身不适、乏力、食欲减退、恶心、右上腹部不适等症状，偶尔还有呕吐。曾进行上呼吸道感染和胃病治疗，但未见好转。1 周前，患者的皮肤开始出现黄染，尿色较深，没有皮疹，大便正常，睡眠稍差，体重没有明显变化。既往患者无肝炎、胆石症、药物过敏、输血史或疫区接触史。体格检查示 T 37.6℃，P 80 次/分，R 20 次/分，BP 120/75mmHg，皮肤略显黄染，无出血点，浅表淋巴结未触及，眼结膜黄染，咽（阴性），心肺无异常，腹部平坦、软，肝肋下可扪及，质地软，有轻度压痛和叩击痛，脾肋下侧位可触及，无腹水征象，双下肢无水肿。

70. 为明确诊断和治疗，进一步应做的检查有

A. 肝功能　　　　B. 肝炎病毒学指标

C. 腹部 B 超　　　D. 血网织红细胞

E. 血常规　　　　F. 尿常规

71. 提示：入院后实验室检查示 Hb 126g/L，外周血 WBC 5.2×10⁹/L，N 0.65，L 30%，M 5%，PLT 200×10⁹/L，网织红细胞 1.0%，尿蛋白（－），尿胆红素（＋），尿胆原（＋），粪便颜色加深，隐血（－）。肝炎病毒全套：抗 HAV－IgM（＋），其余指标为阴性；ALT 89IU/L，AST 101IU/L，TBIL 98.4μmol/L，DBIL 56.1μmol/L。腹部 B 超：胆囊壁粗糙、增厚，未见结石。该患者可能的诊断为

A. 溶血性黄疸

B. 慢性胃炎

C. 消化性溃疡

D. 急性黄疸性肝炎

E. 肝外阻塞性黄疸

F. 肝脓肿

G. 肝细胞性黄疸

72. 该患者的治疗原则有

A. 隔离

B. 休息

C. 清淡饮食

D. 避免肝脏损伤药物

E. 应用保肝、降酶药物

F. 中医药治疗

73. 提示：给予护肝、降酶、退黄等对症支持治疗 1 天后，患者突发神志改变，反应迟钝，引出扑翼样震颤。此时患者血液生化学指标可升高的为

A. 肌酐　　　　　B. 血钾

C. 血氨　　　　　D. 尿素氮

E. 芳香族氨基酸　F. 支链氨基酸

(74~79 题共用题干)

患者，男，68 岁。因发作性胸闷、胸痛 7 天来诊。患者 7 天前出现了持续 30 分钟的胸骨后压榨样疼痛，无明显诱因。当地医院检测到心肌肌钙蛋白 I（cTnI）含量为 8.46ng/ml，心电图显示 Ⅱ、Ⅲ 和 aVF 导联 ST 段抬高 0.2~0.3mV，诊断为急性下壁心肌梗死。治疗过程中使用阿司匹林肠溶片、氯吡格雷、阿托伐他汀等药物，症状得以改善，但仍存在阵发性胸痛。既往患者有高血压病 4 年，未接受治疗，收缩压最高达 150mmHg。同时，患者也有 15 年的糖尿病病史，正在使用精蛋白生物合成人胰岛素注射液（预混 30R）和阿卡波糖控制血糖。检查示体温为 36.5℃，脉搏为 68 次/分，呼吸为 16 次/分，血压为 127/69mmHg；患者清醒，呼吸平稳，口唇无发绀；颈静脉未充盈；肺部听诊未闻及干、湿啰音；心前区无隆起或震颤，心率为 68 次/分，节律齐，心音低钝，各瓣膜区未闻及病理性杂音；肝、脾未触及肋弓下缘，肝－颈静脉回流征（－）；双下肢无水肿。

74. 患者的临床诊断为

A. 急性心肌梗死（下壁）

B. 高血压病（1 级，很高危）

C. 肺源性心脏病

D. 心功能Ⅱ级（Killip 分级）

E. 2 型糖尿病

F. 心功能Ⅰ级（Killip 分级）

G. 急性肺栓塞

H. 高血压病（2 级，很高危）

I. 慢性阻塞性肺疾病（COPD）急性加重

75. 患者入院后应常规做的检查有

A. 心电图

B. 心肌酶谱

C. 超声心动图

D. 放射性核素检查

E. 空腹血糖和糖化血红蛋白

F. 血脂

G. 心电图运动试验

H. N 末端钠尿肽前体（NT - proBNP）

I. 肝功能、肾功能

J. 血电解质

76. 提示：实验室检查示血 $[K^+]$ 4.24mmol/L，血 $[Na^+]$ 138mmol/L，血 $[Cl^-]$ 106mmol/L，空腹血糖 9.62mmol/L，血肌酐 62μmol/L，cTnI 0.08ng/ml（0 ~ 0.06ng/ml），NT - proBNP 42.70pg/ml。心电图如下图所示。超声心动图：左心房 44mm，左心室 44mm，右心房 43mm × 48mm，右心室 19mm，左心室下壁中段约 7mm 范围内略有变薄，动度明显减低，LVEF 55%，左心室向心性肥厚，左心室充盈异常。患者的治疗方案为

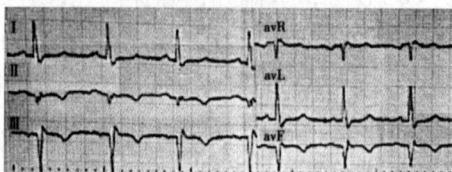

a

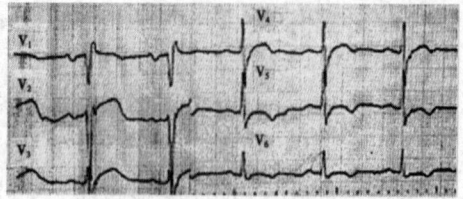

b

A. 抗血小板治疗

B. 择期经皮冠状动脉介入治疗（PCI）

C. 抗凝治疗

D. 溶栓疗法

E. 急诊 PCI

F. 调脂治疗

G. 控制血糖

H. 药物保守治疗

I. 择期冠状动脉旁路移植术（CABG）

J. 血管紧张素转换酶抑制剂

77. 提示：冠状动脉造影示左主干（LM）体部狭窄 30%；前降支（LAD）近段弥漫病变，发出 D1 后狭窄 80%，中段狭窄 75%，远段狭窄 60% ~ 70%；回旋支（LCX）近段狭窄 60%；右冠状动脉（RCA）开口异常，近段狭窄 95%，中段狭窄 80%，远段狭窄 30% ~ 40%。在 RCA 近中段置入支架 1 枚，在 LAD 近段狭窄处置入支架 1 枚，并静脉泵入替罗非班强化抗血小板治疗。术后 3 小时患者突然意识丧失，心电监护示室速，颈动脉搏动触不到。紧急处理方案为

A. 保持气道通畅   B. 胸外心脏按压

C. 电除颤   D. 阿托品

E. 胺碘酮   F. 床旁超声心动图

G. 腺苷

78. 提示：复苏成功后，心电图如下图所示。急行实验室检查：cTnI 0.036ng/ml，CK - MB 6.8ng/ml（2.0 ~ 7.2ng/ml），肌红蛋白（MYO）> 900ng/ml（23 ~ 112ng/ml），NT - proBNP 447pg/ml。

此时紧急处理方案为

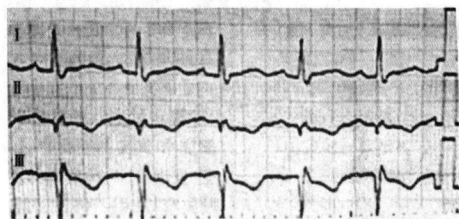
a

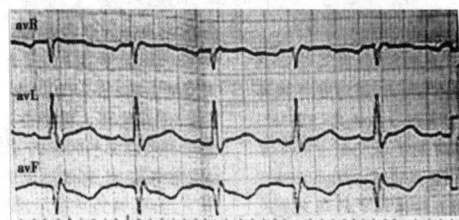
b

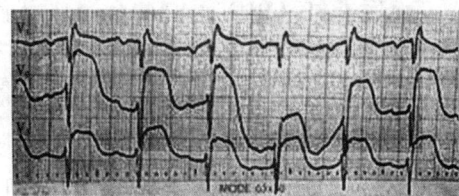
c

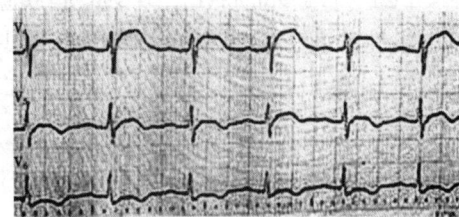
d

A. 紧急冠状动脉造影

B. 床旁超声心动图

C. 紧急主动脉内球囊反搏

D. 择期冠状动脉介入治疗

E. 药物保守治疗

F. 紧急冠状动脉旁路移植术

G. 溶栓治疗

79. 提示：冠状动脉造影示 LM 体部狭窄 30%；LAD 近段支架内通畅，中远段长病变，狭窄 60% ~ 70%；D1 开口狭窄 70%；LCX 近段狭窄 60%；RCA 支架内通畅，远段狭窄 30% ~ 40%。下一步治疗的重点在于应用

A. 强化抗血小板治疗

B. 抗凝治疗

C. 硝酸酯类药物

D. 调脂治疗

E. 控制血糖

F. 血管紧张素转换酶抑制剂

（80 ~ 82 题共用题干）

患者，女，27 岁。因意识不清 3 小时来诊，但既往病史不详，且没有家属提供信息。体格检查发现患者体温为 38.6℃，心率 118 次/分，血压 100/60mmHg；皮肤潮红，呼吸深快，呼气时有类似烂苹果的气味。血糖 23.2mmol/L，动脉血 pH 7.1，血清钾 4.0mmol/L，钠 136mmol/L，血尿素氮为 4.5mmol/L，乳酸 2.0mmol/L，尿酮体 5mmol/L。

80. 考虑该患者的诊断为

A. 高热昏迷

B. 有机磷中毒

C. 糖尿病乳酸酸中毒

D. 糖尿病酮症酸中毒

E. 糖尿病高渗性高血糖状态

F. 一氧化碳中毒

81. 针对该患者，治疗原则正确的为

A. 严密监测生命体征

B. 快速大量补液，早期应用生理盐水

C. 大剂量胰岛素降糖

D. 常规补钾，防止补液后低钾

E. 酌情使用碳酸氢钠纠正酸中毒

F. 使用抗生素

82. 引起此疾病可能的诱因有

A. 呼吸道感染

B. 泌尿系感染

C. 皮肤感染

D. 胰岛素治疗不当

E. 急性胰腺炎

F. 暴饮暴食

（83～85 题共用题干）

患者，男，30 岁。劳力性呼吸困难 3 年，伴晕厥 1 次入院。心脏彩超提示：左心室肥大，室间隔非对称性肥厚 20mm，左输出道狭窄 10mm，左心室顺应性降低，舒张功能障碍。

83. 该患者体格检查时可能出现的体征为
    A. 胸骨左缘第 3～4 肋间可闻及收缩期喷射样杂音
    B. 主动脉瓣舒张期杂音
    C. 心尖部收缩期杂音
    D. 心尖部舒张中晚期隆隆样杂音
    E. 能闻及第四心音
    F. 心浊音界增大

84. 对此病防治正确的有
    A. 避免剧烈活动
    B. 应用 β 受体拮抗剂
    C. 应用钙通道阻滞剂
    D. 应用洋地黄
    E. 应用硝酸酯类制剂
    F. 屏气

85. 本疾病可能的病因是
    A. 遗传因素
    B. 儿茶酚胺与内分泌紊乱
    C. 钙调节异常
    D. 心肌纤维排列异常
    E. 吸烟
    F. 病毒感染

（86～88 题共用题干）

患者，男，36 岁。1 日前暴饮暴食后出现上腹部剧烈疼痛，并向腰背部放射，伴恶心、呕吐，呕吐物为胃内容物，吐后腹痛不缓解。既往有胆囊结石病史。测量生命体征：体温 38.1℃，血压 100/65mmHg，脉搏 95 次/分，SpO_2 99%，神清，巩膜轻度黄染，腹软，剑突下及右上腹压痛明显，无反跳痛及肌紧张，墨菲征（+）。

86. 以下指标可用于评估患者病情严重程度的为
    A. 入院时白细胞计数 $>16 \times 10^9$/L
    B. 入院时 AST >250U/L
    C. 入院 48 小时 $PaO_2 <60$mmHg
    D. 入院 48 小时血钙 <2mmol/L
    E. 入院 48 小时血细胞比容下降 $>10\%$
    F. 入院 48 小时碱缺乏 >4mmol/L

87. 提示：血常规示白细胞 14×10^9/L。中性粒细胞 88.4%，血糖 10.1mmol/L，ALT 135IU/L，AST 186IU/L。总胆红素 42μmol/L，直接胆红素 5μmol/L，血尿素氮（BUN）17.3mmol/L，血清淀粉酶 870IU/L。血气分析：pH 7.32，$PaCO_2$ 35mmHg，PaO_2 101mmHg，$[HCO_3^-]$ 13mmol/L，乳酸 5.1mmol/L。$[Na^+]$ 135mmol/L，$[K^+]$ 3.7mmol/L，$[Ca^{2+}]$ 1.9mmol/L。CT 表现：胰腺弥漫性肿大，密度不均，周围可见少量液体渗出影。下一步应该采取的措施为
    A. 禁食水，胃肠减压
    B. 补液，纠正酸中毒
    C. 哌替啶镇痛
    D. 保护肠道黏膜屏障
    E. 垂体后叶素
    F. 抗生素治疗

88. 以下症状与体征可能提示出血坏死性胰腺炎的为
    A. 持续性腹痛　　　B. 黄疸
    C. 发热　　　　　　D. 呕吐
    E. Cullen 征　　　　F. Grey-Turner 征

（89～92 题共用题干）

患者，男，68 岁。由于发热 4 天，意识模糊 1 天来院就诊。4 天前患者受凉后出现发热伴咳嗽、咳黄痰，在当地诊所给予输液治疗（具体不详），1 天前出现

意识模糊转来急诊。既往高血压、糖尿病病史多年。急诊查体：意识模糊，BP 95/60mmHg，HR 132 次/分，R 30 次/分，四肢皮肤花斑。

89. 患者到急诊后应立即进行液体复苏，使用的液体为

　　A. 林格液　　　　B. 生理盐水

　　C. 5% 葡萄糖溶液　D. 血浆

　　E. 白蛋白　　　　F. 高渗盐水

　　G. 羟乙基淀粉

90. 提示：实验室检查示外周血 WBC 17.1×10^9/L，N 0.83，Hb 125g/L，Hct 38.5%，床旁胸部 X 线片提示肺部感染，值班医生准备给予经验性抗生素治疗。在开始抗生素治疗之前，应该如何留取血培养标本

　　A. 同时留取 2 个或 2 个以上不同部位的血培养

　　B. 留取 1 个部位的血培养

　　C. 同时留取 2 个同一部位的血培养

　　D. 不同部位的血培养应同时抽取

　　E. 其他部位培养如尿、呼吸道分泌物或其他可能的感染源标本，也应在抗生素应用前留取

　　F. 因为留取血培养会延误抗生素使用，尽可能在应用抗生素后再留取

91. 提示：给患者补液 2000 ml 生理盐水后，血压 85/55mmHg，意识模糊，血乳酸 4.5mmol/L。下一步的复苏治疗应包括

　　A. 采取早期目标导向的液体复苏

　　B. 在 1 小时内实现复苏目标

　　C. 中心静脉压 8～12mmHg

　　D. 平均动脉压（MAP）≥65mmHg

　　E. 尿量≥0.5ml/（kg·h）

　　F. 上腔静脉血氧饱和度或混合静脉血氧饱和度≥0.70 或 0.65

92. 提示：经上述积极治疗，患者血压为 120/70mmHg，意识转清，尿量 1ml/（kg·h）。在此治疗过程中，判断患者预后的指标包括

　　A. 中心静脉压

　　B. 血清乳酸水平

　　C. 血清乳酸清除率

　　D. 外周血白细胞计数

　　E. 平均动脉压

　　F. 动脉血氧分压

（93～96 题共用题干）

　　患者，女，28 岁。因反复气喘 15 年，突发 2 小时来诊。患者从 13 岁开始常于气候变化或感冒后出现气喘，夜间加重，有时可自行缓解，2 小时前不明原因突然气喘发作而被同事送急诊。患者长期患有过敏性鼻炎，母亲有类似病史。查体：T 37.1℃，P 103 次/分，R 31 次/分，口唇发绀，两肺满布哮鸣音，未闻及湿啰音和心脏杂音；肝 - 颈静脉回流征（-），下肢无水肿。

93. 急诊最应行的检查为

　　A. 血电解质

　　B. 胸部 X 线检查

　　C. 血常规

　　D. 心电图

　　E. 血气分析

　　F. B 型超声：肝、胆、脾、肾、胰

　　G. CT 肺动脉造影

94. 对该患者急诊最快速有效的诊治措施为

　　A. 吸入短效 β_2 受体激动剂

　　B. 静脉滴注糖皮质激素

　　C. 静脉滴注氨茶碱

　　D. 吸氧

　　E. 抗感染治疗

　　F. 吸入抗胆碱能药物

G. 应用抗 IgE 单克隆抗体制剂

95. 确诊该患者为哮喘的检查有

 A. 支气管舒张试验

 B. 支气管激发试验

 C. 呼气峰流速值（PEF）平均每日昼夜变异率

 D. PEF 周变异率

 E. 痰嗜酸性粒细胞计数

 F. 血清 IgE 水平测定

96. 该患者的诊断包括

 A. 支气管哮喘急性发作期（重度）

 B. 慢性喘息性支气管炎急性发作

 C. 支气管扩张症合并感染

 D. 过敏性鼻炎

 E. 慢性阻塞性肺疾病（COPD）

 F. 肺源性心脏病

（97~100 题共用题干）

 患者，男，67 岁。因车祸致上腹痛 4 小时入院。患者在车祸后感到上腹部疼痛，并且左小腿受伤。没有昏迷、头痛、眩晕、恶心、呕吐、呼吸困难或四肢活动障碍等症状。在当地医院检查时，胸部和骨盆 X 线片未发现异常，腹部 B 超也未发现肝胆胰脾破裂或明显的腹水。患者接受了清创、缝合、破伤风抗毒素、补液等治疗，但为了进一步诊断和治疗而被转到我们医院。入院时，患者体温 37℃，心率 102 次/分，呼吸频率 30 次/分，血压 100/66mmHg；神志清楚，精神状态欠佳，瞳孔等大等圆，直径约 3mm，对光反射敏感；颈椎和胸廓无压痛，两肺呼吸音对称，心律齐，未听到明显的杂音；上腹肌紧张，全腹压痛，可能有反跳痛，左小腿未见畸形，创口已缝合，足背动脉搏动正常。肛门指检未发现染血。

97. 目前需要做的辅助检查有

 A. 血常规 + 血型

B. 凝血功能

C. 血脂检查

D. C - 反应蛋白

E. 降钙素原

F. 血淀粉酶

G. 双侧胫腓骨 X 线片

H. 腹部 B 超

I. 头颅 CT

J. 腹部增强 CT

98. 提示：患者随即出现血压下降趋势，86/61mmHg 左右，无贫血貌，意识仍清楚，精神欠佳，P 117 次/分，R 28 次/分。FAST 检查见肝脏周围及肝肾间隙积液，其余部位未见明显异常。外周血 WBC $18.5 \times 10^9/L$，Hb 108g/L，Hct 31.5%，PLT $135 \times 10^9/L$；CRP 81.3mg/L，降钙素原 4.29ng/ml，血淀粉酶 209U/L；PT 25 秒，APTT 48.5 秒，FIB 1.01g/L。目前考虑的诊断为

A. 腹部闭合伤

B. 腹腔积液

C. 胰腺损伤

D. 凝血功能障碍

E. 失血性休克

F. 感染性休克

G. 脊髓休克

99. 提示：积极快速补液抗休克后，BP 102/68mmHg，P 108 次/分，R 28 次/分，再次复查血常规：Hb 102g/L。下一步需要做的处理为

A. 诊断性腹腔穿刺

B. 气管插管

C. 呼吸机通气

D. 普外科会诊

E. 腹部增强 CT

F. 使用氨甲环酸

G. 血气分析

H. 血乳酸

100. 提示：腹部增强 CT 检查提示肝脏周围有明显的积液，并且在腹腔内观察到游离气体。行腹腔诊断性穿刺，抽出少量浑浊的血性液体。送检腹水常规、生化及细菌涂片。下一步合理的

处置包括

A. 收住病房继续观察

B. 等待腹腔穿刺液化验结果

C. 腹腔灌洗

D. 抗生素治疗

E. 胃肠减压

F. 急诊行剖腹探查术

全真模拟试卷（五）

一、单选题：每道试题由 **1** 个题干和 **5** 个备选答案组成，题干在前，选项在后。选项 **A、B、C、D、E** 中只有 **1** 个为正确答案，其余均为干扰选项。

1. 在大批伤员中，对于大出血的伤员应用的标记颜色为
   A. 黄色　　　　　B. 绿色
   C. 棕色　　　　　D. 红色
   E. 黑色

2. 二度 Ⅱ 型及三度房室传导阻滞，阻滞部位在双侧束支，心室率缓慢，曾有 Adams-Stokes 综合征发作，治疗首选
   A. 阿托品　　　　B. 麻黄素
   C. 异丙肾上腺素　D. 乳酸钠
   E. 安置临时或永久性人工心脏起搏器

3. 患者，女，69 岁。重症肺炎合并 ARDS。入院后给予机械通气治疗，合适的 I∶E 为
   A. 1∶1　　　　　B. 1∶2
   C. 1∶3　　　　　D. 1∶4
   E. 1∶5

4. 诊断急性胰腺炎的金标准为
   A. 腹部超声　　　B. 腹部 X 线平片
   C. 血淀粉酶　　　D. 尿淀粉酶
   E. 腹部增强 CT

5. 患者，男，69 岁。反复左下腹痛 1 年，间断有血便，近半年体重下降 9kg，为明确诊断，首选的检查为
   A. 钡剂灌肠造影　B. 腹部增强 CT
   C. 结肠镜检查　　D. PET-CT
   E. 便常规+潜血

6. 二尖瓣狭窄最早出现的症状为
   A. 咯血
   B. 水肿
   C. 劳力性呼吸困难
   D. 体循环淤血
   E. 头晕

7. 常表现为弛张热的疾病不包括
   A. 风湿热
   B. 伤寒
   C. 感染性心内膜炎
   D. 败血症
   E. 恶性组织细胞病

8. 患者，男，69 岁。咳嗽 1 周，突发胸痛、气短 6 小时，有慢性阻塞性肺疾病病史。查体：血压 140/70mmHg，脉搏 98 次/分，呼吸 30 次/分，气管居中，胸廓对称；双侧呼吸音低，右侧较左侧为著；心腹（-）。胸部 CT：双肺气肿，左肺大疱，右侧气胸，右肺压缩 20%。以下处理正确的为
   A. 暂不予穿刺抽气，动态观察
   B. 即刻胸腔穿刺抽气
   C. 腋前线第 2 肋间穿刺
   D. 胸腔闭式引流
   E. 可予机械通气以缓解呼吸困难

9. 在以下症状、体征中，鉴别水肿性和出血坏死性胰腺炎最有价值的为
   A. 腹痛　　　　　B. Cullen 征
   C. 腹胀　　　　　D. 黄疸
   E. 呕吐

10. 脑膜炎球菌的主要致病因素为
   A. 内毒素

  B. 外毒素

  C. 肠毒素

  D. 直接致组织坏死作用

  E. 神经毒素

11. 对于急性脑梗死患者，以下情况不适于溶栓治疗的为

  A. 发病6小时内

  B. CT证实无出血灶

  C. 患者无出血素质

  D. 出凝血时间正常

  E. 头部CT出现低密度灶

12. 接触性皮炎的治疗原则为

  A. 外用抗组胺药、激素、抗生素类药物

  B. 寻找病因、迅速脱离接触物并积极对症处理

  C. 提高机体免疫力，适当增加运动

  D. 减少蛋白质摄入，规律饮食

  E. 局部消毒、隔离，无菌敷料包扎

13. 电击后患者神志不清，呼吸不规则，心率增快，心律不齐，伴有抽搐、休克，出现假死状态，经积极治疗可恢复。按危重程度，此类患者属于电击伤

  A. 轻型 B. 中型

  C. 重型 D. 危重型

  E. 假死型

14. 患者，男，60岁。右肺癌术后第3天，突然胸痛、呼吸困难。血压120/75mmHg，SpO_2 90%，D-二聚体3.67mg/L。心电图示$V_{1\sim4}$导联T波改变，心肌酶正常，肝肾功能正常，床边胸片示右肺复张良好，无明显积液。为明确诊断，应立即进行的检查为

  A. 胸部CT平扫

  B. 双下肢超声检查

  C. 血肿瘤标志物检查

  D. CT肺血管造影

  E. 胸部CT增强扫描

15. 患者，男，60岁。突然出现头痛、呕吐、左侧肢体不能动，5分钟后昏迷，10小时后送来医院。查体：浅昏迷，血压180/120mmHg，瞳孔2mm，对光反射迟钝，左鼻唇沟浅；左侧上下肢不能动，左侧病理反射（+）。头部CT扫描提示右基底节有一高密度影，直径为5cm。此时最重要的治疗是给予

  A. 止血药 B. 脱水剂

  C. 血管扩张药 D. 抗生素

  E. 降血压药

16. 肾后性肾功能衰竭常见的病因是

  A. 大出血、休克

  B. 双侧输尿管结石

  C. 广泛烧伤

  D. 感染性休克

  E. 急进性肾小球肾炎

17. 血栓性血小板减少性紫癜（TTP）的首选治疗为

  A. 补充血小板

  B. 静脉滴注丙种球蛋白

  C. 免疫抑制药

  D. 血浆置换

  E. 糖皮质激素

18. 以下不属于狂犬病的临床表现的是

  A. 怕光、怕水、怕声

  B. 流涎

  C. 咽肌痉挛

  D. 面、颈、肩、手等部位出现丘疹或斑疹

  E. 精神失常

19. 中度贫血为

  A. 血红蛋白>120g/L

  B. 血红蛋白>90g/L

C. 血红蛋白 60~90g/L

D. 血红蛋白 30~60g/L

E. 血红蛋白 <30g/L

20. 关于应用糖皮质激素治疗原发免疫性血小板减少症（特发性血小板减少性紫癜）的说法，正确的为

A. 仅适用于慢性期

B. 主要作用是抑制抗原、抗体生成

C. 能使血小板数迅速上升

D. 控制出血的作用明显

E. 血小板正常后应立即停药

21. 阻滞钠通道的抗心律失常药为

A. 利多卡因　　　B. 维拉帕米

C. 普萘洛尔　　　D. 阿托品

E. 地高辛

22. 引起急性呼吸窘迫综合征（ARDS）的原因不包括

A. 肺部感染　　　B. 脓毒血症

C. 中毒　　　　　D. 创伤

E. 急性心力衰竭

23. 支气管哮喘主要的呼吸困难为

A. 混合性呼吸困难

B. 呼气性呼吸困难

C. 吸气性呼吸困难

D. 劳力性呼吸困难

E. 静息性呼吸困难

24. 有关晕厥的描述，错误的为

A. 晕厥具有发生迅速、一过性、自限性并能完全恢复的特点

B. 晕厥是指一过性全脑血液低灌注

C. 心源性晕厥是预后最差、死亡率最高的一类晕厥

D. 临床上表现为突然发作的意识丧失，常不能保持原有姿势而跌倒

E. 在短时间内苏醒并很少留有后遗症，多伴大小便失禁及肢体抽动

25. 治疗感染性休克首选的血管活性药物为

A. 去甲肾上腺素　　B. 异丙肾上腺素

C. 肾上腺素　　　　D. 多巴胺

E. 多巴酚丁胺

二、多选题：每道试题由 1 个题干和 5 个备选答案组成，题干在前，选项在后。选项 A、B、C、D、E 中至少有 2 个正确答案。

26. 有关三腔二囊管的急诊使用，正确的有

A. 是食管胃底静脉曲张出血的首选治疗

B. 是食管胃底静脉曲张出血的抢救治疗

C. 对于急性上消化道大出血，药物治疗效果差的患者，首选使用三腔二囊管

D. 每隔 12~24 小时放气或者缓解牵引 1 次

E. 先胃气囊注气压迫牵引，若未能止血，再注气入食管囊

27. 有关咯血的说法，正确的为

A. 咯血伴发热可见于肺结核

B. 咯脓血痰可见于肺脓肿

C. 咯血伴胸痛可见于肺梗死

D. 咯血伴咳嗽可见于支原体肺炎

E. 咯血伴黄疸须注意大叶性肺炎

28. 心悸伴心前区痛可见于

A. 心绞痛

B. 心肌梗死

C. 心脏神经官能症

D. 心肌炎

E. 心包炎

29. 上消化道出血的病因包括

A. 消化性溃疡

B. 食管胃底静脉曲张

C. 急性胃黏膜病变

D. 消化道肿瘤

E. 食管裂孔疝

30. 以下有关气胸的叙述，正确的为

    A. 由于胸壁或肺部创伤引起者称为创伤性气胸

    B. 自发性气胸一般认为是胸膜下肺大疱破裂所致

    C. 继发性气胸最常见的病因是 COPD 和肺结核

    D. 在我国，一般而言自发性气胸的年龄较继发性气胸者大

    E. 左侧气胸合并纵隔气肿时，可有 Hamman 征

31. 以下引起头痛的颅脑病变为

    A. 偏头痛　　　　B. 脑肿瘤

    C. 脑炎　　　　　D. 脑挫伤

    E. 脑出血

32. 神经型食物中毒的传染源为

    A. 家禽　　　　　B. 家畜

    C. 蟑螂　　　　　D. 鸟类

    E. 鱼类

33. 流脑脑膜炎期的临床特点为

    A. 败血症期症状结束，脑膜炎出现

    B. 高热持续，全身中毒症状明显

    C. 头痛剧烈，呕吐频繁

    D. 脑膜刺激征阳性

    E. 可有血压增高，脉搏减慢

34. 院前对外伤患者主要的急救步骤有

    A. 止血　　　　　B. 消毒

    C. 包扎　　　　　D. 固定

    E. 转运

35. 患者，女，76 岁。左侧颞部钝痛半年，近日加重，伴间断发热，咀嚼时下颌运动障碍。患者可能出现的异常表现有

    A. 肌酸激酶增高

    B. 红细胞沉降率（ESR）增高

    C. 嚼暂停及吞咽或语言停顿

    D. 抗核抗体（ANA）阳性

    E. 颞动脉超声可见低回声晕轮征

36. 急性重症胰腺炎时常可出现

    A. 血白细胞计数升高

    B. 代谢性碱中毒

    C. 血糖升高

    D. 血细胞比容升高

    E. 血压升高

37. 脑出血患者出现以下哪些情况时提示脑疝

    A. 意识障碍加重　　B. 呕吐频繁

    C. 血压升高　　　　D. 心率变慢

    E. 烦躁不安

38. 癫痫持续状态的常见并发症有

    A. 四肢瘫痪　　　　B. 缺氧

    C. 低钾　　　　　　D. 高热

    E. 脑水肿

39. 糖尿病酮症酸中毒患者治疗后意识由清醒转入昏迷或昏迷加深的原因为

    A. 血糖下降太快

    B. 补碱过早、过速、过多

    C. 脑缺氧

    D. 感染未控制

    E. 山梨醇旁路代谢亢进

40. 糖尿病酮症酸中毒患者应用碳酸氢钠的指征包括

    A. 血 pH > 7.2

    B. 血 pH < 7.0 或 [HCO_3^-] < 5mmol/L

    C. 经补液及胰岛素治疗 2~3 小时后，血 pH < 7.1

    D. 血 pH < 7.1

    E. 合并休克且补液治疗无效

41. 甲状旁腺功能亢进易引起
   A. 高钙血症　　　　B. 高钾血症
   C. 高磷血症　　　　D. 低磷血症
   E. 低钾血症

42. 儿童弥散性血管内凝血（DIC）早期高凝状态的临床表现有
   A. 抽血后局部出血不止
   B. 难以纠正的休克
   C. 溶血性贫血
   D. 咳嗽、呼吸困难
   E. 少尿

43. 慢性阻塞性肺疾病（COPD）患者的肺功能检查可出现
   A. 残气量占肺总量的百分比降低
   B. 肺活量减低
   C. 第一秒用力呼气量减低
   D. 最大呼气中期流速减低
   E. 残气量降低

44. 导致肺栓塞高凝状态常见的获得性危险因素有
   A. 口服避孕药
   B. 蛋白C、蛋白S缺乏
   C. 长时间坐位
   D. 肿瘤
   E. 抗磷脂抗体综合征

45. 一般情况下，可用于治疗室上性快速心律失常的药物为
   A. 毛花苷丙　　　　B. 利多卡因
   C. 艾司洛尔　　　　D. 胺碘酮
   E. 地尔硫䓬

46. 万古霉素的抗菌特点包括
   A. 对革兰阳性菌有效
   B. 细菌对万古霉素不易产生耐药性
   C. 与其他抗生素无交叉耐药性
   D. 应根据万古霉素血药峰浓度调整用药剂量
   E. 对耐青霉素的金黄色葡萄球菌有效

47. 能降低心脏性猝死发生率的抗心律失常药物有
   A. 维拉帕米　　　　B. 阿托品
   C. 普罗帕酮　　　　D. β受体拮抗剂
   E. 胺碘酮

48. 炭疽病可能的感染途径有
   A. 接触病畜、患者
   B. 进食未煮熟的病畜肉类及奶类
   C. 吸入带炭疽杆菌芽孢的尘埃
   D. 接触污染的皮毛、病畜产品、土壤
   E. 蚊虫叮咬

三、共用题干单选题：以叙述1个以单一患者或家庭为中心的临床情景，提出2~6个相互独立的问题，问题可随病情的发展逐步增加部分新信息，每个问题只有1个正确答案，以考查临床综合能力。答题过程是不可逆的，即进入下一问后不能再返回修改所有前面的答案。

（49~50题共用题干）

患者，女，35岁。与人争吵后，自觉头晕目眩，继而晕倒在地，意识丧失约1分钟后自行苏醒，醒后自感乏力、虚弱、恶心以及头痛。体格检查：血压120/70mmHg，呼吸18次/分，神志清楚，对答如流，四肢活动正常，肺部听诊无异常，心界不大，心率90次/分，律齐，心音正常，无异常心脏杂音。

49. 该患者最可能的诊断为
   A. 脑出血　　　　　B. 急性心肌梗死
   C. 颈椎病　　　　　D. 癫痫发作
   E. 神经反射性晕厥

50. 针对本患者最具诊断意义的检查为
   A. 倾斜试验　　　　B. 超声心动图
   C. 动态心电图　　　D. 头颅CT
   E. 多层螺旋CT血管成像/血管造影

（51～53题共用题干）

患者，男，50岁。7小时前突发上腹部持续性剧痛，伴左肩、腰背部放射痛，伴恶心、呕吐，吐后疼痛不缓解，既往胆囊结石病史。体格检查：体温38.2℃，腹略膨隆，上腹正中压痛，轻度肌紧张、反跳痛，墨菲征（－）。移动性浊音（＋），肠鸣音减弱。化验结果：白细胞计数为 $22 \times 10^9/L$，血淀粉酶1020U/L，尿胆红素（－），血清钾4mmol/L。

51. 此患者最可能的诊断为

    A. 急性胆囊炎

    B. 急性阑尾炎

    C. 急性肠梗阻

    D. 急性化脓性胆管炎

    E. 急性胰腺炎

52. 提示病情严重的实验室检查结果为

    A. 尿淀粉酶 >1500IU/L

    B. 血淀粉酶 >1500IU/L

    C. 血白细胞 $>12 \times 10^9/L$

    D. 血清脂肪酶 >1500IU/L

    E. 血钙 <0.5mmol/L

53. 患者血压 120/80mmHg，脉搏 100 次/分，血白细胞计数 $15 \times 10^9/L$。最不恰当的处理为

    A. 抗生素治疗

    B. 生长抑素治疗

    C. 急诊手术

    D. 禁食水、胃肠减压

    E. 抑肽酶治疗

（54～55题共用题干）

患者，男，65岁。胸痛3个月，加重2小时入院。既往高血压及糖尿病病史8年，吸烟史近20年。查体：BP 94/70mmHg，神志清，肢端冷，呼吸促，双肺可闻及广泛湿啰音，HR 128 次/分，心律不齐，心音低钝，双下肢不肿。ECG提示窦性心律，$V_{2～6}$导联ST段明显压低。

54. 患者首先考虑的诊断为

    A. 肺栓塞   B. 主动脉夹层

    C. 张力性气胸   D. 肺部感染

    E. 急性心肌梗死

55. 此患者的治疗为

    A. 立即利尿、抗心衰

    B. 补液维持血压

    C. 去甲肾上腺素升压

    D. 电复律

    E. 毛花苷丙强心

（56～58题共用题干）

患者，男，57岁。3小时前下台阶时不慎摔倒，伤后右下肢不能活动，不能站立行走，髋部疼痛明显。来院后查体：右侧髋部肿胀瘀斑，局部压痛（＋），叩击痛（＋），右下肢外旋畸形50°。

56. 此时查 Bryant 三角为

    A. 三角形钝角减小

    B. 三角形中线比健侧长

    C. 三角形锐角增大

    D. 三角形底边比健侧短

    E. 三角形角平分线比健侧短

57. 经 X 线进一步检查诊断为股骨颈骨折，其骨折线位于股骨头下，最可能损伤的血管为

    A. 滋养动脉   B. 小凹动脉

    C. 骺外侧动脉   D. 干骺端下侧动脉

    E. 干骺端上侧动脉

58. 若患者为完全骨折且部分位移，Garden分型为

    A. Ⅱ型   B. Ⅲ型

    C. Ⅳ型   D. Ⅴ型

    E. Ⅰ型

（59～60题共用题干）

患者，女，45岁。因被蜜蜂蜇伤出现

疼痛和头晕症状 7 小时后入院就诊。体检：血压 85/70mmHg，神志清楚但有烦躁感，双肺未听到啰音，HR 135 次/分，心律齐，无杂音，腹软，于面部和四肢处可见多个蜂蜇后皮损。

59. 对此患者治疗的描述，正确的为

A. 立即清创，拔除毒刺

B. 立即使用甲泼尼龙，静脉推注

C. 立即使用地塞米松针，静脉推注

D. 立即使用肾上腺素针，稀释后皮下注射

E. 立即使用异丙嗪针，肌内注射

60. 提示：Cr 265μmol/L，[K^+] 3.7mmol/L，CK 7500U/L，全身皮肤发红，呼吸费力，SpO_2 98%。对于该患者的后续处理措施，错误的为

A. 积极补液、扩容

B. 使用糖皮质激素抗炎

C. 不宜使用血液灌流

D. 使用碳酸氢钠针碱化尿液

E. 给氧，监测氧饱和度，必要时气管插管

（61～62 题共用题干）

患者，男，35 岁。不慎从高处坠落，臀部着地，神志清，稍烦躁，口唇及手掌苍白，双侧瞳孔等大等圆，对光反射灵敏，气管居中，呼吸音对称，脉细速，肢端湿冷，骨盆挤压征阳性，四肢皮肤擦伤，未见畸形，活动可。

61. 此患者首先考虑的诊断为

A. 腰椎骨折　　　B. 失血性休克

C. 张力性气胸　　D. 心脏破裂

E. 脑出血

62. 对此患者的现场处理正确的为

A. 甘露醇脱水降颅压

B. 胸腔穿刺减压

C. 颈托固定

D. 输血、补液，液体复苏

E. 暂无特殊处理，等待转至较远的大型医院

（63～65 题共用题干）

患者，男，22 岁。鼻塞，流涕伴咳嗽近 10 天，乏力 1 天，晨起时突然跌倒，神志不清，面色苍白，大动脉搏动消失，瞳孔散大。拟诊心搏骤停，心肌炎可能。

63. 心肺复苏期间，肾上腺素的首次常用剂量是

A. 0.03～0.1mg/kg

B. 0.01～0.02mg/kg

C. 0.1～0.2mg/kg

D. 0.05～0.2mg/kg

E. 0.05～0.1mg/kg

64. 心肺复苏时重复使用肾上腺素的间隔时间为

A. 1～3 分钟　　　B. 3～5 分钟

C. 5～7 分钟　　　D. 5～10 分钟

E. 7～10 分钟

65. 关于胸外按压技术的注意事项，描述错误的是

A. 保证手掌根部长轴与胸骨长轴一致

B. 保证手掌全力压在胸骨上

C. 肘关节伸直

D. 放松时双手要离开胸壁

E. 按压方向与胸骨垂直

四、案例分析题：每道案例分析题有 3～12 问。每问的备选答案至少 6 个，最多 12 个，正确答案及错误答案的个数不定。考生每选对一个正确答案给 1 个得分点，选错一个扣 1 个得分点，直至扣至本问得分为 0，即不含得负分。案例分析题的答题过程是不可逆的，即进入下一问后不能再返回修改所有前面的答案。

（66～68 题共用题干）

患者，男，43 岁。反复咳嗽、咳大量

脓痰并伴有咯血症状已持续了10年，近2日情况加重，入院治疗。10年前，该患者患麻疹后咳嗽不止，伴有每天40~50ml黄色脓痰，夜间体位变动或清晨起床后症状加重，偶尔有咯血。之后曾到当地医院就诊，经抗生素治疗后症状有所改善。但是症状随后多次反复发作，常因劳累、受凉等原因而诱发，自服抗生素可缓解。2天前淋雨后症状加重，咳嗽引起的咯血明显增多，每日约200ml，并且最近一次咯血量约200ml，鲜红色，患者非常害怕，担心咯血会危及生命，因此尽量忍住咳嗽。体格检查：体温38℃，脉搏90次/分，呼吸22次/分，血压120/80mmHg。口唇微发绀，神志清醒。左下肺呼吸音粗，可听到中等量水泡音。心率90次/分，节律正常，指端无杵状指现象。X线检查：左下肺纹理增粗、紊乱，形成卷发样阴影，阴影内有液平面，呈片状均匀模糊阴影。

66. 该病例最适宜的治疗场所为

    A. 普通诊室

    B. 抢救室

    C. 简单处理后嘱患者看呼吸科门诊

    D. 急诊留观室

    E. 尽快收到普通病房

    F. 收入重症监护室

67. 患者被安排进一步评估，目前患者最严重的并发症为

    A. 咯血所致的精神紧张

    B. 咯血所致的窒息可能

    C. 咯血所致的休克早期

    D. 支气管扩张继发感染

    E. 肺脓肿

    F. 血胸

68. 在下一步处理中，首要措施为

    A. 抗感染治疗

    B. 镇静治疗

    C. 体位引流，并嘱患者尽量把血痰咳出来，缓解窒息情况

    D. 完善支气管动脉造影检查以明确出血部位

    E. 肺部高分辨CT检查以明确肺内情况

    F. 机械通气

（69~72题共用题干）

患者在2小时前突然出现剧烈头痛、伴随呕吐，四肢运动正常。体格检查：血压160/90mmHg，体温37.1℃，神志清晰，左侧瞳孔为5mm、右侧瞳孔为2mm，对光反应左侧消失、右侧正常，左眼睑下垂，左眼球外展运动受限，其他方向的运动不能完成，而右眼运动正常。眼底检查显示玻璃体膜下有片状出血，面纹对称，伸舌居中。四肢运动、感觉反射未见异常。颈项强直，Kernig征（＋）。

69. 该患者最可能的诊断为

    A. 基底节出血

    B. 中脑出血

    C. 桥脑出血

    D. 脑栓塞

    E. 蛛网膜下腔出血

    F. 硬膜下出血

70. 下述属于此病病因的为

    A. 动静脉畸形

    B. 长段动脉膨胀

    C. 颅内动脉瘤

    D. Moyamoya病

    E. 真菌性动脉瘤

    F. 脑血管炎

71. 患者病情稳定1周之后，由嗜睡变为昏睡，左侧偏瘫和偏身感觉障碍。复查头颅MRI无明显脑室扩大，脑脊液检查无新鲜红细胞。可能的原因为

    A. 蛛网膜下腔出血再发

B. 脑动脉瘤破裂

C. 脑积水

D. 脑血管痉挛

E. 脑内继发感染

F. 脑栓塞

72. 本病患者卧床休息至少

    A. 4～6 周   B. 10 日

    C. 10～14 日   D. 2 周

    E. 8 周   F. 3 日

(73～75 题共用题干)

    患者,男,60 岁。既往高血压病史 10 余年,间歇发作劳力性心前区疼痛 2 年,由于症状不严重未到医院诊治。近日自觉发作频繁且较以往严重,服硝酸甘油后症状可缓解,但反复发作,遂就诊。

73. 本患者最可能的诊断为

    A. 肋间神经痛

    B. 肌纤维组织炎

    C. 稳定型心绞痛

    D. 不稳定型心绞痛

    E. 急性心肌梗死

    F. 主动脉夹层

74. 患者的最佳治疗选择包括

    A. 强化抗栓治疗

    B. 强化调脂治疗

    C. 应用 β 受体拮抗剂控制心室率

    D. 使用硝酸酯类制剂缓解疼痛

    E. 血管造影并血管重建

    F. 使用溶栓剂溶栓治疗

75. 患者存在以下哪种情况时应考虑行紧急介入性治疗或搭桥术

    A. 虽经内科加强治疗,心绞痛仍反复发作。

    B. 心绞痛发作时间明显延长超过 1 小时,药物治疗不能有效缓解上述缺血发作。

    C. 心绞痛发作时伴有血流动力学不稳

定,如出现低血压、急性左心功能不全或伴有严重心律失常等

    D. 合并出现下肢肿胀

    E. 持续高血压、不能控制

    F. 心电图表现 ST 段压低

(76～79 题共用题干)

    患者,女,40 岁。被发现意识不清 5 小时,屋内有火炉。体格检查:体温 36.4℃,血压 125/80mmHg,意识不清,口唇呈樱桃红色,心脏听诊无异常,两肺呼吸音粗,未闻及啰音,腹部(-),腱反射存在,病理反射(-),血常规无异常。诊断为急性一氧化碳中毒。

76. 患者的治疗原则为

    A. 迅速将患者带离中毒现场

    B. 防治脑水肿

    C. 促进脑细胞恢复

    D. 积极纠正缺氧

    E. 防治感染

    F. 保持呼吸道通畅

77. 若不采用上述治疗措施,该患者则可能发生

    A. 肾功能损害   B. 肝功能损害

    C. 呼吸衰竭   D. 智力下降

    E. 肺功能损害   F. 记忆力减退

78. 促进脑细胞恢复的药物有

    A. 辅酶 A   B. ATP

    C. 大量维生素 C D. 地塞米松

    E. 胞磷胆碱   F. 细胞色素 C

79. 急性一氧化碳中毒重度的临床表现有

    A. 浅昏迷   B. 深昏迷

    C. 各种反射消失 D. 睁眼昏迷

    E. 体温升高   F. 呼吸频率快

    G. 呼吸衰竭

(80～83 题共用题干)

    患者,男,40 岁。由于反复空腹痛

半年，排黑便 1 次就诊。查体：BP 125/75mmHg，HR 90 次/分，R 12 次/分，SpO_2 96%。神志清楚，精神可。口唇红润。颈软。两肺呼吸音清，未闻及啰音。心律齐。腹软，左中上腹压痛，无反跳痛。双下肢无水肿。查血常规：Hb 90g/L。粪潜血：阳性。考虑上消化道出血。

80. 患者下一步的治疗为

    A. 禁食

    B. 抑酸

    C. 预约胃镜

    D. 急诊胃镜

    E. 预约钡剂造影检查

    F. 留观治疗

    G. 送入抢救室

    H. 输血

81. 提示：患者就诊期间突然大口呕血，晕倒在地。急诊医生立即到场处理。此时患者转醒。查体：BP 90/50mmHg，HR 140 次/分，R 20 次/分，SpO_2 95%，神志清楚，反应迟钝，皮肤湿冷，面色苍白。四肢无力。复查血常规：Hb 66g/L。患者治疗包括

    A. 禁食

    B. 抑酸

    C. 预约胃镜

    D. 预约钡剂造影检查

    E. 急诊胃镜

    F. 留观治疗

    G. 送入抢救室

    H. 输血

82. 提示：患者在急诊胃镜检查期间仍有持续出血，神志逐渐转为呼之不应。合理的处理为

    A. 心电监护

    B. 气管插管

    C. 使用血管活性药物将血压提升至

正常

    D. 使用血管活性药物将血压提升至正常下限

    E. 继续胃镜至完成检查

    F. 暂停胃镜，稳定生命体征

83. 提示：给予患者气管插管，快速补液、输血及血管活性药物治疗后，将血压维持在正常下限。再次进行胃镜检查，发现为胃内小动脉出血，给予钛夹止血。经输血等治疗后神志转清。止血后治疗为

    A. 心电监护

    B. 拔除气管插管

    C. 保留气管插管

    D. 使用血管活性药物将血压提升至正常

    E. 使用血管活性药物将血压提升至正常下限

    F. 禁食

    G. 抑酸

(84~87 题共用题干)

患者，男，35 岁。突然晕倒 15 分钟急诊入院。入院时血压测不出，呼吸消失，全身发绀，心音消失。

84. 引起该患者心搏骤停可能的原因有

    A. 冠状动脉疾病　　B. 心肌疾病

    C. 心室肥厚　　　　D. 心脏瓣膜病

    E. 先天性心脏病　　F. 电解质紊乱

85. 提示：家属述患者半个月前曾有感冒病史。入院实验室检查：外周血 WBC 11.05×10^9/L，AST 68U/L，cTnI 36.25ng/ml，肌红蛋白 478ng/ml。心电图：室性期前收缩，Ⅰ、Ⅱ、aVF、V_5 导联 ST 段压低 0.1mV、T 波低平。引起该患者心搏骤停最可能的原因为

    A. 冠状动脉疾病

    B. 病毒性心肌炎

C. 结缔组织性心肌病

D. 缺血性心肌病

E. 特发性心肌病

F. 风湿性心脏病

86. 患者入急诊室后即开始心肺复苏，正确的描述为

    A. 胸外心脏按压的频率为每分钟至少100次

    B. 胸外心脏按压的频率为 100～120 次/分

    C. 按压深度大于 6cm

    D. 按压深度至少为 5cm，但不超过 6cm

    E. 先给人工呼吸 2 次，然后心脏按压 30 次，按此比例进行心肺复苏

    F. 按压间隙中，施救者可适当依靠在患者胸壁上

87. 该患者复苏有效的指标包括

    A. 患者出现呻吟、扭动

    B. 患者自主呼吸恢复

    C. 可触及颈动脉搏动

    D. 心电图呈一条直线

    E. 患者面色由发绀转为红润

    F. 扩大的瞳孔逐渐缩小，出现睫毛反射

（88～91 题共用题干）

    患者，男，30 岁。出车祸后胸部有活动性出血，由"120"送至急诊科，途中监测无创血压，为 75/40mmHg，呼吸 10 次/分，指脉氧 85%（面罩吸氧 10L/min）。

88. 首先应进行的处理为

    A. 气管插管

    B. 生命体征监测

    C. 建立多条通路，快速大量补液

    D. 头部、胸部、腹部 CT 扫描

    E. 腹部 X 线立位平片

F. 交叉配血

G. 床旁超声快速评价（FAST）

89. 提示：经补液后患者收缩压在 90mmHg 左右，胸部伤口已压迫包扎。此时治疗应调整为

    A. 继续进行大量液体复苏，补充血容量

    B. 考虑使用胶体液代替晶体液复苏

    C. 收缩压控制在 90mmHg 左右

    D. 复苏目标为血压 120/80mmHg

    E. 尽快进行手术止血

    F. 收入 ICU，病情稳定后再彻底手术止血

90. 提示：为该患者补液 1500 ml 后，血压 95/50mmHg，呼吸机辅助呼吸，指脉氧 93%。下一步的抗休克治疗应调整为

    A. 在继续补液的同时使用多巴胺

    B. 在继续补液的同时使用去甲肾上腺素

    C. 维持目前血压，尽快安排手术治疗

    D. 尽快输血

    E. 手术后再进行充分复苏

    F. 补充大量人工胶体液进行复苏

91. 提示：CT 和 X 线检查示血气胸、肋骨骨折、肝脏血肿、脾破裂、腹腔积液、右侧股骨干骨折；血气分析示 pH 7.1；T 34.9℃。目前应采取的治疗方案为

    A. 立即进行手术，控制腹部和胸部出血

    B. 彻底探查腹部，行脾脏切除，肝脏修补

    C. 止血后收入 ICU，病情允许后实施确定性手术

    D. 右侧股骨外固定

    E. 右侧股骨髓内钉固定

    F. 先收入 ICU，病情稳定后一次性手

术治疗

(92~96题共用题干)

患者，男，63岁。因咳嗽、咳痰、发热、食欲缺乏、乏力4天就诊，既往有冠状动脉粥样硬化性心脏病、高血压和肝硬化病史。本次发病以来睡眠、饮食、精神状态较差，尿量减少200~300ml/d。体检表现为体温38.7℃，收缩压70mmHg，心率121次/分，每分钟呼吸28次，指脉氧饱和度为85%；神志清楚但精神萎靡，口唇、耳郭、四肢末端出现发绀，口唇干燥，呼吸时出现轻微三凹征，没有黄疸，全身皮肤未见出血点；双肺听到粗糙的呼吸音，底部可闻及湿啰音，右下肺明显，也可能听到喘鸣声；腹软，肝脾未触及肿大，全腹无明显压痛，移动性浊音阴性；双下肢无水肿。GCS评分为15分。急诊实验室检查显示外周血白细胞计数为3.5×10^9/L，血红蛋白105g/L，红细胞压积0.35，中性粒细胞比例为0.798，淋巴细胞比例为0.185，血小板100×10^9/L。

92. 该患者的初步诊断考虑为

A. 支气管哮喘

B. 慢性阻塞性肺疾病

C. 肺结核

D. 脓毒症

E. 肝硬化失代偿期

F. 白血病

G. 低血容量性休克

93. 根据诊断，患者目前需要的治疗措施主要包括

A. 建立深静脉通路，积极补液扩容治疗

B. 使用羟乙基淀粉扩容

C. 尽早经验性地使用广谱抗生素控制感染

D. 使用激素减轻患者症状

E. 充分镇静

F. 适当肠内营养支持治疗

G. 呼吸功能支持治疗

H. 尽可能控制血糖8~10mmol/L

94. 目前该患者还需完善的辅助检查有

A. 胸部CT和腹部CT

B. 动脉血气分析

C. 骨髓穿刺涂片

D. 血培养

E. 支气管激发试验

F. 肺功能检测

G. 心电图

H. 生化学全套

I. 凝血功能

J. 血清降钙素原（PCT）

95. 提示：患者动脉血气分析示 pH 7.28，PaO_2 52mmHg，动脉 $PaCO_2$ 20mmHg，BE-7.8mmol/L，$[HCO_3^-]$ 12.6mmol/L，Lac 5.6mmol/L，AG 19mmol/L。PaO_2/$FiO_2$150mmHg。生化学指标检查示 ALT 378U/L，AST 566U/L，TBIL 17μmol/L，DBIL 7.1μno/L，IBIL 11.1μmo/L，ALB 28.1g/L，尿素25mmol/L，Cr 279μmol/L，血糖 8.1mmol/L，$[K^+]$ 3.7mmol/L，$[Na^+]$ 140mmol/L。凝血功能检查：PT 15秒，APTT 58秒，FIB 1.2g/L，D-二聚体 0.25mg/L（正常值 < 0.5mg/L）。胸部CT：双下肺可见斑片状密度增高影，边缘模糊，密度不均，其内可见充气的支气管影像，余肺野清晰，未见肺实变影像；纵隔窗示病灶区呈稀疏散在斑点状影，未见明显实性团块影，纵隔内未见肿大淋巴结，心影及大血管形态正常；双侧少量胸腔积液。患者明显胸闷、气喘，目前诊断考虑合并

A. 肺结核

B. 急性呼吸窘迫综合征（ARDS）

C. 多器官功能障碍

D. 代谢性酸中毒失代偿期

E. 肝硬化失代偿期

F. 重症支气管哮喘

G. 弥散性血管内凝血（DIC）

96. 提示：患者收治 ICU 后，经抗感染、补液治疗后，血压不升，Lac 增高至 10mmol/L，pH 7.18，尿量 < 15ml/h，Cr 596μmol/L。此时应采取的措施有

A. 继续液体扩容治疗

B. 加用去甲肾上腺素

C. 加用肾上腺素、去氧肾上腺素或抗利尿激素

D. 输注天然胶体液扩容，如血浆、白蛋白

E. 加用氢化可的松 200 ~ 300mg/d

F. 肾脏替代治疗（CRRT）

G. 器官功能保护及支持治疗，控制血糖

H. 加用碳酸氢钠纠正酸中毒

（97 ~ 100 题共用题干）

患者，女，47 岁。反复咳嗽半年就诊，患者半年前在一次感冒后反复出现干咳，甚至晚上影响睡眠，长期服用抗生素等药物未有好转，病后无咯血、发热等，可坚持工作；患者既往皮肤容易过敏。查体：T 37.1℃，R 19 次/分，HR 86 次/分，血压处于正常范围。两肺未闻及干、湿啰音，心脏和腹部检查未见异常。

97. 患者应行的检查包括

A. 血常规

B. 肺功能

C. 胸部 X 线平片或 CT

D. 呼气峰流速值（PEF）变异率检测

E. 支气管舒张试验

F. 支气管激发试验

98. 提示：PEF 平均每日昼夜变异率为 35%，胸部 CT 未见异常。该患者的诊断为

A. 咳嗽变异性哮喘

B. 肺结核

C. 支气管扩张症

D. COPD

E. 慢性支气管炎

F. 肺癌早期

99. 该患者的治疗包括

A. 必要时吸入短效 β_2 受体激动剂

B. 适当应用抗过敏药

C. 必要时短期适当使用强效镇咳药

D. 长期吸入糖皮质激素 + 长效 β_2 受体激动剂

E. 短期广谱抗感染治疗

F. 试验性抗结核治疗

100. 建议该患者进一步做的检查有

A. 定期复查肺功能

B. 过敏原测试

C. 定期复查可变气流受限的客观检查

D. CT 肺动脉造影

E. 肺部 MRI

F. 痰细菌培养

全真模拟试卷（六）

一、单选题：每道试题由 1 个题干和 5 个备选答案组成，题干在前，选项在后。选项 A、B、C、D、E 中只有 1 个为正确答案，其余均为干扰选项。

1. 急诊医生工作中最重要的能力为
   - A. 执行力
   - B. 创造力
   - C. 凝聚力
   - D. 判断力
   - E. 亲和力

2. 以下选项不是血液净化治疗的并发症的是
   - A. 高钾血症
   - B. 穿刺点局部出血、血肿
   - C. 颅内出血
   - D. 导管相关感染
   - E. 失衡综合征

3. 静息状态下成人放置漂浮导管后以下指标异常的为
   - A. 右房压 15mmHg
   - B. 右室收缩压 30mmHg
   - C. 平均肺动脉压 30mmHg
   - D. 肺动脉舒张压高于右心室舒张压
   - E. 肺毛细血管楔压 12mmHg

4. 患者，女，64 岁。因 1 天前开始发热、腹泻，意识不清 2 小时来诊。既往患高血压病 10 余年，平素血压 140/90mmHg，2 型糖尿病 6 年。体格检查：体温 38.5℃，血压 95/70mmHg，昏迷，皮肤花斑，双肺无啰音，心率 116 次/分，律齐，腹软，无肌紧张，双下肢不肿。血糖 15.7mmol/L。心电图窦性心动过速，广泛导联 ST－T 改变。该患者的昏迷原因首先考虑
   - A. 急性脑血管意外
   - B. 休克
   - C. 糖尿病性昏迷
   - D. 急性心梗
   - E. 颅内感染

5. 较少出现反复性头痛发作的疾病为
   - A. 偏头痛
   - B. 神经性头痛
   - C. 头痛性癫痫
   - D. 脑血管畸形
   - E. 颅内肿瘤

6. 以下有关胸痛采取的措施，描述错误的为
   - A. 高危胸痛患者可先暂时观察
   - B. 高危胸痛患者等待救治时可行一些必要处理
   - C. 胸痛病因不明确时应迅速明确胸痛原因
   - D. 对于低位胸痛患者，给予针对病因的治疗
   - E. 对不能明确病因的患者，建议留院观察

7. 以下属于上消化道出血最具特征性的表现为
   - A. 发热
   - B. 贫血
   - C. 失血性休克
   - D. 呕血与黑便
   - E. 氮质血症

8. 引起发热的病因有多种，临床上最为常见的疾病是
   - A. 感染性疾病
   - B. 皮肤散热减少性疾病
   - C. 体温调节中枢功能失常性疾病
   - D. 心脏、肺、脾等内脏梗死或肢体坏死

E. 组织坏死与细胞破坏性疾病

9. 重度哮喘时，除吸氧外还应采取的措施为
   A. 尽可能找出过敏原，去除诱因或进行抗原脱敏疗法
   B. 应用拟交感神经药、抗生素和促肾上腺皮质激素
   C. 积极应用免疫抑制剂、色甘酸钠，必要时用菌苗疗法
   D. 改善通气、支气管解痉、控制感染、纠正水和电解质平衡失调，应用糖皮质激素
   E. 大剂量广谱抗生素及抗原脱敏疗法

10. 患者，男，29岁。肺结核，合并左侧脓气胸，消瘦，间断发热，体温38.7℃。胸腔积液为黄绿色脓液，痰及胸腔积液抗酸染色阳性。除积极抗结核治疗外，最重要的治疗措施为
    A. 定期抽胸腔积液治疗
    B. 抗炎治疗
    C. 营养支持治疗
    D. 胸腔积液内注入异烟肼
    E. 持续左侧胸腔闭式引流，接水封瓶

11. 急性心肌梗死出现心室颤动，需立即非同步直流电除颤，其能量选择为
    A. 双相100J   B. 双相150J
    C. 双相200J   D. 单相200J
    E. 单相150J

12. 急性肠系膜缺血不包括
    A. 肠系膜上动脉栓塞
    B. 肠系膜上动脉血栓形成
    C. 非阻塞性肠系膜缺血
    D. 肠系膜静脉血栓形成
    E. 出血坏死性胰腺炎

13. 患者，女，56岁。右下腹痛来诊，行阑尾切除术后1天出现烦躁，剧烈腹痛。查体：心率110次/分，血压88/58mmHg，腹胀明显，全腹压痛。为排除腹腔出血，最首要的检查为
    A. 超声   B. 腹部CT
    C. 腹部MRI   D. 腹腔穿刺
    E. 立卧位腹部平片

14. 对于重度苯巴比妥中毒者，下列关于减少胃肠道内毒物吸收的措施，不合适的为
    A. 使用大量温生理盐水或清水洗胃
    B. 使用1:2000高锰酸钾溶液洗胃
    C. 洗胃后可给予活性炭混悬液
    D. 洗胃后用10~15g硫酸镁导泻
    E. 使用1%温肥皂水500~1000ml灌肠

15. 药物性皮炎的发病特点为
    A. 用药后至发疹之间的间隔时间（潜伏期）没有规律
    B. 具有自限性，一般2~4周可痊愈
    C. 如为首次用药，潜伏期常为2~3个月
    D. 如为再次用药且已对其敏感，常在半小时内发病
    E. 发疹前可能没有明确用药史

16. 患者，男，39岁。1小时前驾车与货车相撞，头胸部外伤后意识障碍、呼吸困难。患者1小时前因车祸伤及头部、胸部，伤后有意识障碍，具体时间不详，醒后感头晕、头痛、恶心、呕吐，伴右侧外耳道出血，无抽搐，无大小便失禁。查体：心率110次/分，血压90/60mmHg，呼吸急促，口唇发绀，结膜苍白，脉搏细速，肢端湿冷，昏睡，GCS评分为10分；双侧瞳孔不等大，形圆，左侧直径约3mm，对光反射灵敏，右侧直径3.5mm. 对光反射迟钝；右侧外耳道见血性液体溢出；

右侧颞顶部皮肤肿胀，见一约 4.5cm 伤口，边缘不整齐，少许渗血；右侧额纹消失，右眼闭合不全，露齿时口角歪向左侧；颈软，气管右偏，左侧胸壁发绀肿胀，胸廓挤压试验阳性，右侧呼吸音消失，左侧闻及湿啰音；四肢肌力、肌张力正常；生理反射正常，病理反射均未引出。该患者可能的诊断不包括

A. 颅底骨折伴耳漏

B. 血气胸

C. 失血性休克

D. 颈髓损伤

E. 颅内血肿

17. 心搏骤停时，最可靠而且出现最早的临床特征表现为

A. 血压测不出

B. 心电图描记呈一直线

C. 意识丧失伴大动脉搏动消失

D. 心音消失

E. 瞳孔散大，对光反射消失

18. 患者，男，63 岁。高度怀疑急性肺栓塞。查体：血压 116/70mmHg，心率 120 次/分，SpO_2 85%，无明显颈静脉怒张，肝肾功能正常。应采取的治疗措施为

A. 低分子肝素 5000IU，皮下注射，q.12h

B. 阿司匹林 200mg/d，口服

C. 华法林 3mg/d，口服

D. 丹参注射液静脉滴注

E. 立即溶栓治疗

19. 小肠、结肠、直肠的血供来自于

A. 空肠动脉弓、肠系膜下动脉、肠动脉

B. 肠系膜上动脉、肠系膜下动脉、髂内动脉分支

C. 肠系膜上动脉、空肠动脉弓、回肠动脉弓

D. 腹主动脉、肠系膜下动脉、直肠上动脉

E. 肠系膜上动脉、肠系膜下动脉、边缘动脉

20. 重型获得性再生障碍性贫血患者的网织红细胞计数为

A. $\geqslant 20 \times 10^9/L$ B. $< 20 \times 10^9/L$

C. $\geqslant 15 \times 10^9/L$ D. $< 15 \times 10^9/L$

E. $< 10 \times 10^9/L$

21. 急性胸主动脉综合征不包括

A. 主动脉夹层

B. 壁间血肿

C. 穿透性主动脉溃疡

D. 创伤性主动脉损伤

E. 主动脉瘤

22. 新生儿感染破伤风的潜伏期通常为

A. 1 天   B. 3 天

C. 5 天   D. 7 天

E. 9 天

23. 患者，男，28 岁。鼻出血 5 天。血常规：白细胞计数 $5.4 \times 10^9/L$，血红蛋白 115g/L，血小板计数 $45 \times 10^9/L$。骨髓象检查：除巨核细胞增多外其余指标均正常。考虑诊断为

A. 原发免疫性血小板减少症

B. 巨幼红细胞贫血

C. 急性白血病

D. 慢性粒细胞性白血病

E. 血栓性血小板减少

24. 体外抗菌活性最强的喹诺酮类药物为

A. 诺氟沙星   B. 环丙沙星

C. 氧氟沙星   D. 左氧氟沙星

E. 洛美沙星

25. 只适用于室性心动过速的药物为

A. 胺碘酮　　　B. 索他洛尔

C. 利多卡因　　D. 普萘洛尔

E. 奎尼丁

二、多选题：每道试题由 1 个题干和 5 个备选答案组成，题干在前，选项在后。选项 A、B、C、D、E 中至少有 2 个正确答案。

26. 直接反映血容量状态的指标为

A. 肺血管阻力（PVP）

B. 血压（BP）

C. 中心静脉压（CVP）

D. 外周血管阻力（SVR）

E. 肺动脉楔压（PAWP）

27. 头痛的诊断原则应包括

A. 详细询问病史

B. 详细的体格检查

C. 发病的急缓、部位、性质等

D. 伴发症状

E. 以上均错误

28. 下列疾病中常有晕厥发作并可能猝死的有

A. 预激综合征

B. 肥厚型心肌病

C. 室间隔缺损

D. 主动脉瓣狭窄

E. 高血压性心脏病

29. 右心室心肌梗死的处理原则为

A. 维持右心室前负荷

B. 避免使用利尿药和血管扩张剂

C. 静脉扩容治疗，最好进行血流动力学监测

D. 肺毛细血管楔压达 15mmHg，应停止补液

E. 合并高度房室传导阻滞时，可予以临时起搏

30. 根据休克的血流动力学分类，心源性

休克的病因为

A. 心脏收缩功能降低

B. 心脏舒张功能障碍

C. 心律失常

D. 心脏瓣膜狭窄

E. 心室流出道梗阻

31. 中暑的治疗包括

A. 冷水擦浴

B. 37℃常温腹膜透析

C. 体内降温

D. 应用氯丙嗪

E. 出现肾衰竭者进行血液净化治疗

32. 结核性胸腔积液与恶性胸腔积液的鉴别指标为

A. 癌胚抗原（CEA）

B. 腺苷脱氨酶（ADA）

C. 乳酸脱氢酶（LDH）

D. 有核细胞总数

E. 胸腔积液总蛋白数量

33. 大气道梗阻的表现特征有

A. 颜面发绀　　B. 大声呼救

C. 呼吸停止　　D. "V" 形手势

E. 意识丧失

34. 急性心肌梗死左心室重塑的有效干预措施包括

A. 早期（<6 小时）再灌注治疗，包括溶栓和急诊经皮冠状动脉介入治疗（PCI）

B. 晚期（>6 小时而 <24 小时）冠脉溶栓再通、补救性经皮冠状动脉成形术（PTCA）和延迟性或恢复期 PCI

C. 阿司匹林、替格瑞洛及氯吡格雷

D. 血管紧张素转换酶抑制剂、血管紧张素受体拮抗剂、硝酸酯类和 β 受体拮抗剂

E. 糖皮质激素

35. 二尖瓣狭窄患者的并发症包括
    A. 心房颤动　　B. 急性肺水肿
    C. 血栓栓塞　　D. 右侧心力衰竭
    E. 肺部感染

36. 有关高血糖高渗状态与糖尿病酮症酸中毒区别的描述，正确的为
    A. 高血糖高渗状态多见于青年患者，糖尿病酮症酸中毒多见于老年患者
    B. 与糖尿病酮症酸中毒患者相比，高血糖高渗状态患者发病隐匿
    C. 与糖尿病酮症酸中毒患者相比，高血糖高渗状态患者脱水程度更重
    D. 与高血糖高渗状态患者相比，糖尿病酮症酸中毒患者脱水程度更重
    E. 与高血糖高渗状态患者相比，糖尿病酮症酸中毒患者发病隐匿

37. 急性胰腺炎患者疼痛剧烈时的镇痛处理为
    A. 阿托品
    B. 吗啡
    C. 哌替啶
    D. 双氯芬酸利多卡因
    E. 曲马多

38. 老年人使用胰岛素后容易引起低血糖的因素有
    A. 老年人对胰岛素的耐受力低
    B. 老年人对胰岛素的耐受力高
    C. 老年人对胰岛素的生物利用度高
    D. 老年人体内细胞与胰岛素的亲和力高
    E. 老年人大脑对低血糖的耐受力低

39. 患者，男，42岁。从高处坠落，右腰部受伤，局部疼痛，肉眼血尿。查体：生命体征平稳，腹平软。住院6日后下床活动，右腰部疼痛加剧，并出现腰部包块，此时心率120次/分，血压80/40mmHg。下一步应采取的治疗措施有

    A. 积极给予输血抗休克
    B. 床旁B超明确包块来源及腹腔有无积液
    C. 完善术前准备，尽早手术探查
    D. 大量补液，观察患者生命体征
    E. 抗感染治疗，继续观察

40. 原因不明经口中毒的患者洗胃时，可选用的洗胃液为
    A. 温开水
    B. 2%的碳酸氢钠溶液
    C. 1：5000高锰酸钾溶液
    D. 肥皂水
    E. 等渗盐水

41. 合并急性呼吸窘迫综合征（ARDS）的重症肺炎患者，若常规机械通气不能有效改善病情，可使用体外膜氧合器（ECMO），其临床适应证包括
    A. 酸中毒严重失代偿（pH<7.15）
    B. 可逆性的呼吸衰竭伴严重低氧（氧合指数<80mmHg）
    C. 氧合指数≤150mmHg
    D. 使用高水平呼气末正压通气（PEEP）辅助通气6小时仍不能纠正低氧
    E. 过高的平台压（如>35~45cmH$_2$O）

42. 宽QRS波心动过速的特征有
    A. 以室性心动过速最常见，占90%~95%
    B. 伴有室内差异性传导的室上性心动过速
    C. 窦性心律时存在束支传导阻滞或室内传导阻滞的室上性心动过速
    D. 经房室旁道前传的快速室上性心律失常
    E. 血流动力学不稳定的宽QRS波心动过速，即使不能立即明确心动过速

的原因也应尽早电复律

43. 肥厚型心肌病（HCM）的特点有

A. 常染色体显性遗传

B. 做 Valsalva 动作可使心尖内侧收缩中期或晚期喷射性杂音减弱

C. Ⅱ、Ⅲ、aVF、V_1、V_2 导联出现深而不宽的病理性 Q 波

D. 超声心动图可见 SAM 征

E. 第二心音可呈反常分裂

44. 血小板减少患者需要输注血小板的指征为

A. 对 PLT $< 20 \times 10^9$/L，出血严重或可能发生颅内出血的患者

B. PLT $< 5 \times 10^9$/L

C. 拟对血小板减少患者进行损伤性医疗操作、手术

D. 临近分娩的血小板减低患者

E. 血栓性血小板减少性紫癜（TTP）患者

45. 有关破伤风的描述，正确的为

A. 破伤风属厌氧菌的梭状芽孢杆菌，革兰染色阳性，培养 48 小时可转为革兰阴性

B. 本菌有菌体抗原和鞭毛抗原，根据菌体抗原的不同可将破伤风杆菌分为 10 个血清型

C. 破伤风杆菌产生的内毒素是致病的主要原因

D. 破伤风痉挛素是一种神经毒素，可导致破伤风的临床症状

E. 破伤风杆菌无侵袭力，不侵入血液循环，仅在伤口局部繁殖

46. 有关鼠疫病原学的描述，正确的为

A. 菌体含有外毒素，可产生鼠毒素

B. 早期培养可有荚膜

C. 培养最适温度为 28℃～30℃，最适 pH 为 6.9～7.2

D. 该菌对外界抵抗力较强，对干燥、热和一般消毒剂不敏感

E. 鼠疫耶尔森菌为革兰阴性杆菌，无鞭毛，无芽孢

47. 参与高血糖高渗状态发病的机制包括

A. 胰岛素缺乏，糖利用障碍及糖异生增加，血糖升高，渗透性利尿脱水

B. 胰岛素反向调节激素升高，糖利用障碍及糖异生增加，血糖升高，渗透性利尿脱水

C. 肾功能障碍，尿糖排出减少，加重高血糖高渗

D. 患者脑功能障碍，口渴中枢不敏感，加重脱水

E. 渗透性利尿脱水诱发加重肾、脑功能损害

48. 吲哚美辛的不良反应有

A. 阿司匹林哮喘　　B. 急性胰腺炎

C. 头痛、眩晕　　　D. 溶血性贫血

E. 再生障碍性贫血

三、共用题干单选题：以叙述 1 个以单一患者或家庭为中心的临床情景，提出 2～6 个相互独立的问题，问题可随病情的发展逐步增加部分新信息，每个问题只有 1 个正确答案，以考查临床综合能力。答题过程是不可逆的，即进入下一问后不能再返回修改所有前面的答案。

（49～51 题共用题干）

患者，男，15 岁。发热、剧烈头痛 4 天，体温 38.2℃，且出现 2 次呕吐。此外，患者存在意识障碍和胡言乱语长达半天的情况。体格检查：体温 40.1℃，浅昏迷，颈抵抗（+），四肢肌张力稍高，病理征（-）。血常规：白细胞计数 15×10^9/L，中性粒细胞百分比 80%。腰椎穿刺：脑脊液外观清亮，压力高，细胞数

$200 \times 10^6/L$，白细胞计数 $100 \times 10^6/L$，中性粒细胞百分比 80%。

49. 此患者最可能的诊断为
    A. 内囊出血　　　　B. 流脑
    C. 中毒性菌痢　　　D. 流行性乙型脑炎
    E. 恶性疟疾

50. 与病情加重关系最密切的临床特征为
    A. 脑膜刺激征　　　B. 喷射性呕吐
    C. 出现病理征　　　D. 缺氧加重
    E. 意识障碍加重

51. 病程中出现意识障碍加重，血压升高，呼吸节律不齐，肌张力升高。此时应首先采取的治疗措施为
    A. 肾上腺皮质激素
    B. 地西泮
    C. 20% 甘露醇
    D. 洛贝林
    E. 山莨菪碱

(52 ~ 53 题共用题干)

患者，男，57 岁。在打麻将时突发胸闷、胸痛，来诊时不能平卧、呼吸困难。测血压 120/80mmHg，心电监护示房颤，心率 130 次/分，吸空气的情况下血氧饱和度 80%，体温正常。查体可闻及双肺干、湿啰音，左肺呼吸音低，双下肢无水肿。行心电图检查提示 $V_{1~5}$ 导联 ST 段呈弓背向上型抬高。既往 COPD 病史 10 年。

52. 患者进入急诊后首先进行的治疗措施为
    A. 冠状动脉支架植入术
    B. 强心＋利尿＋扩血管
    C. 双重抗血小板
    D. 抗感染
    E. 氧疗

53. 在治疗过程中，患者应该慎用的治疗药物为
    A. 皮下注射吗啡

B. 静脉注射硝酸甘油
C. 静脉注射毛花苷丙
D. 静脉注射呋塞米
E. 口服阿司匹林＋替格瑞洛

(54 ~ 57 题共用题干)

患者，男，48 岁，司机。因半年前开始发热、乏力、消瘦，意识淡漠 1 周就诊。6 年前因阑尾炎化脓穿孔行手术治疗并输过血，无肝肾疾病和结核病史，无药物过敏史。吸烟 10 余年，每日 1 盒，不饮酒。有冶游史。查体：体温 37.7℃，脉搏 84 次/分，呼吸 18 次/分，血压 120/80mmHg，略消瘦，皮肤未见皮疹和出血点，右颈部和左腋窝各触及 1 个 2cm × 2cm 大小的淋巴结，活动无压痛；巩膜无黄染，咽（－），甲状腺不大；双肺叩诊呈清音，未闻及啰音，心界叩诊不大，心率 84 次/分，律齐，无杂音；腹软无压痛，肝肋下 2cm，软，无压痛，脾侧位肋下刚触及，移动性浊音（－），肠鸣音 4 次/分；下肢不肿。实验室检查：血红蛋白 120g/L，白细胞计数 $3.5 \times 10^9/L$，中性粒细胞百分比 70%，淋巴细胞百分比 30%，血小板计数 $78 \times 10^9/L$；血清抗－HIV（＋）。

54. 该患者考虑的诊断为
    A. 病毒性肝炎　　　B. 原发性肝癌
    C. 艾滋病　　　　　D. 结核病
    E. 淋巴瘤

55. 该患者的艾滋病合并症最可能为
    A. 卡波西肉瘤
    B. 隐球菌脑膜炎
    C. 弓形虫病
    D. 卡氏肺孢子病
    E. 巨细胞病毒感染

56. 对该患者下一步需做以下处理，错误的为
    A. 评估该患者目前生命体征是否平稳

B. 结合该患者临床症状及实验室检查进行确诊

C. 在公开场合向患者及家属告知病情

D. 及时转往传染病医院，进一步确定治疗方案

E. 指导其家人及时到疾病预防控制中心进行 HIV 抗体检测

57. 该患者明确诊断后应该选择的治疗方法不包括

 A. 抗 – HIV 治疗　　B. 并发症的治疗

 C. 营养支持　　　　D. 预防性治疗

 E. 免疫治疗

（58 ~ 59 题共用题干）

  患者，男，36 岁。脓毒性休克。入院前予以间羟胺升压，入院后行 PICCO 监测，参数为：CI 5.5U（min·m²）、GEDI 850ml/m²、ELWI 7.0ml/kg、SVRI 700 dyn·s·cm⁻⁵·m²。

58. 患者目前血压仍低，根据血流动力学监测的参数，下一步考虑使用的药物为

 A. 特利加压素　　B. 去甲肾上腺素

 C. 多巴胺　　　　D. 多巴酚丁胺

 E. 米力农

59. 患者通过上述处理，近 6 小时无尿，下一步处理为

 A. 小剂量多巴胺 [2 ~ 5μg/（kg·min）] 扩张肾动脉

 B. 用血管活性药物将动脉平均压提高到 80mmHg 以上

 C. 加用人工胶体进一步扩容

 D. 使用利尿剂，并滴定到最佳剂量

 E. 床旁血液净化治疗

（60 ~ 61 题共用题干）

  某地区发生地震，共导致 100 人受伤，其中 2 人死亡，9 人呼吸及血压不稳定，20 人有不同程度上、下肢骨折，血压、呼吸正常，其余受伤人员均为软组织擦伤，生命体征平稳。

60. 有不同程度上、下肢骨折的 20 人应分检至

 A. 绿区　　　　　　B. 黑区

 C. 橙区　　　　　　D. 红区

 E. 黄区

61. 此次地震造成的严重伤情类型不包括

 A. 机械性致伤

 B. 挤压伤

 C. 休克

 D. 完全性饥饿

 E. 气体中毒

（62 ~ 63 题共用题干）

  患者，男，49 岁。因意外受伤后胸痛伴呼吸困难就诊。既往体健。入院时查体：T 37.1℃，P 140 次/分，R 38 次/分，BP 170/100mmHg，SpO₂ 86%。神志清楚，回答切题，急性病面容，喘息状，呼吸急促，口唇发绀。胸廓无畸形，三凹征（+），可触及胸壁皮下握雪感，双侧胸廓压痛明显，双肺下叩诊呈浊音，呼吸音粗，双侧呼吸音降低，未闻及明显干、湿啰音。心、腹查体未见明显异常。四肢活动可，双侧病理征（－）。

62. 予以吸氧（5L/min）后，患者外周血 SpO₂ 仍只可维持在 88%，仍呼吸困难及胸痛，完善床旁胸部超声示双侧大量胸腔积液及左侧气胸。此时应采取的处理为

 A. 行经口气管插管，呼吸机辅助呼吸

 B. 行双侧胸腔穿刺引流胸腔积液

 C. 行单侧胸腔穿刺引流胸腔积液

 D. 行左侧胸腔闭式引流

 E. 无创呼吸机正压通气

63. 经上述处理后，患者呼吸困难较前明显缓解，外周血 SpO₂ 可维持在 97%

（吸氧 2L/min），心率降至 110 次/分，BP 130/80mmHg，R 22 次/分，双侧持续引流出血性胸腔积液。治疗约 4 小时后，总共引出血性胸腔积液 2000ml，患者心率再次升高，为 130 次/分左右，血压 100/60mmHg。此时应采取的措施为

A. 夹闭胸腔引流管，避免出血进行性加重

B. 予以快速输注生理盐水 2000ml

C. 急诊行胸腔探查手术

D. 予以气管插管

E. 无创呼吸机正压通气

（64~65 题共用题干）

患者，男，33 岁。被发现神志不清 2 小时，房间窗门密闭，有炭火，室内发现一空啤酒瓶。查体：T 36.5℃，P 105 次/分，瞳孔缩小，腱反射消失，血液 COHb 是 40%。

64. 患者昏迷的原因为

A. 镇静催眠药中毒

B. 有机磷中毒

C. 一氧化碳中毒

D. 酒精中毒

E. 刺激性气体中毒

65. 此患者的最佳治疗措施为

A. 纳洛酮促醒

B. 鼻导管吸氧

C. 气管插管接呼吸机通气

D. 高压氧舱治疗

E. 氟马西尼

四、案例分析题：每道案例分析题有 3~12 问。每问的备选答案至少 6 个，最多 12 个，正确答案及错误答案的个数不定。考生每选对一个正确答案给 1 个得分点，选错一个扣 1 个得分点，

直至扣至本问得分为 0，即不含得负分。案例分析题的答题过程是不可逆的，即进入下一问后不能再返回修改所有前面的答案。

（66~69 题共用题干）

患者，女，38 岁。3 天前开始出现腹痛，疼痛先位于上腹后转为脐周，阵发性加剧，伴恶心、呕吐 3 次，腹泻 3~5 次。查体：T 38.1℃，下腹中部压痛，肌紧张，肠鸣音活跃。实验室检查：外周血 WBC 13.5×10^9/L；粪便常规：WBC 2~4 个/HP。腹部 X 线平片提示膈下未见游离气体，中下腹可见数个液气平面。既往病史（-）。

66. 首先考虑的主诊断为

A. 急性肠梗阻

B. 急性阑尾炎

C. 急性胃肠炎

D. 急性盆腔炎

E. 胃十二指肠溃疡穿孔

F. 幽门梗阻

67. 腹部 X 线平片出现液气平面的主要原因为

A. 为肠梗阻的表现

B. 为腹泻的表现

C. 有肠麻痹

D. 盆腔炎症刺激

E. 腹膜炎炎症渗出

F. 空腔脏器穿孔

68. 提示：患者行腹腔镜阑尾切除术，术中发现阑尾穿孔，术后第 6 天，体温 39.1℃，腹胀，黏液便，便意频繁，里急后重。此时最可能的诊断为

A. 阑尾残株炎　　　B. 深部切口感染

C. 肠梗阻　　　　　D. 门静脉炎

E. 肠瘘　　　　　　F. 盆腔脓肿

69. 处理方式可为

A. 温盐水保留灌肠

B. B 型超声引导下穿刺抽脓引流

C. 腹部理疗

D. 经麦氏切口腹腔引流

E. 腹腔镜下分离冲洗

F. 单纯抗生素治疗

A. 禁食

B. 抑制胃酸分泌

C. 置入三腔二囊管

D. 急诊 CT

E. 急诊胃镜

F. 应用抗生素

G. 送入抢救室

H. 输血

(70~73 题共用题干)

患者，女，49 岁。发热起病，服退热药后出现乏力、食欲缺乏伴腹胀、黄染进行性加重 3 天。入院后查体：T 37.9℃，全身皮肤黏膜重度黄染，可见散在皮下出血点及瘀斑，腹部膨隆，移动性浊音阳性，肝界缩小，肠鸣音消失，双下肢水肿。既往冠状动脉粥样硬化性心脏病、心力衰竭病史。曾有病毒性肝炎患者接触病史。外院检查：外周血 WBC 4.3×10^9/L，N 0.80，Hb 127g/L，PLT 75×10^9/L；肝功能：ALB 25g/L，TBIL 462μmol/L，DBIL 210μmol/L，ALT 112U/L，AST 268U/L；PT 48.1 秒；血清 $[Na^+]$ 125mmol/L，血清 $[K^+]$ 3.2mmol/L，血 BUN 7.3mmol/L，Cr 69μmol/L。

70. 患者腹水形成的原因可能为

A. 低蛋白血症

B. 门静脉高压

C. 肝淋巴液生成增多

D. 继发性醛固酮水平增高

E. 肾脏有效循环血量减少

F. 低钠血症

G. 低钾血症

71. 提示：患者就诊期间突然出现大口呕血，伴明显躁动。急诊医生立即到场处理。查体：BP 80/50mmHg，HR 130 次/分，R 25 次/分，SpO_2 95%，嗜睡，双侧瞳孔对光反射灵敏，皮肤湿冷，面色苍白。四肢无力。急查血常规：Hb 88g/L，感染四项：HBsAg（+）。患者的治疗为

72. 提示：行急诊胃镜发现患者食管胃底静脉曲张，并给予积极治疗后，出血暂时稳定，但患者仍嗜睡、间断胡言乱语。合理的处理为

A. 继续稳定出血

B. 纠正电解质紊乱

C. 使用血管活性药物提升血压

D. 积极利尿治疗

E. 暂停镇静药物的使用

F. 乳果糖通便

G. 输注支链氨基酸

73. 提示：经积极治疗 3 天后，患者精神状态好转，但突发夜间胸闷、呼吸困难，咳粉红色泡沫样痰，伴腰骶部、双下肢水肿明显加重。下一步诊疗为

A. 查心电图、心肌酶

B. 限制钠摄入

C. 限制液体入量

D. 首选强心治疗

E. 积极镇静、镇痛

F. 积极利尿

G. 心内科会诊

(74~77 题共用题干)

患者，男，59 岁。因突发胸闷憋气 2 小时就诊。患者 2 小时前乘坐公交车，下车时出现胸闷、憋气，稍活动即感呼吸困难，休息后可缓解，再次行走后憋气症状再次出现。没有明显胸痛、咳嗽、咳痰，无发热等不适。自服硝酸甘油无明显改

善，遂来诊。既往高血压病史，否认冠状动脉粥样硬化性心脏病、糖尿病、肾脏病等慢性病史。否认药物过敏史。查体：P 98 次/分，R 20 次/分，BP 140/80mmHg；神志清楚，卧位；胸廓对称，双肺呼吸音粗，未闻及明显干、湿啰音；心界不大，$A_2 < P_2$、心律齐，未闻及各瓣膜区杂音；腹软、无压痛，肠鸣音 4 次/分；双下肢无明显水肿。

74. 患者需完善的检查包括

A. 心电图

B. 血气分析

C. 心肌酶谱

D. 血常规

E. 胸部 X 线片

F. 凝血筛查

G. 下肢血管超声

H. 心脏血管造影

I. CTPA（若肾功能正常）

J. 通气灌注扫描

75. 提示：实验室检查示外周血 WBC 6.3×10^9/L，Hb 135g/L，PLT 294×10^9/L，CRP 1mg/ml；ALT 19U/L，AST 10U/L；Cr 73μmol/L，BUN 7.4mmol/L，$[K^+]$ 3.7mmol/L，TNI 0.04ng/ml，BNP 128pg/ml；D - 二聚体 0.56mg/L；血气分析：pH 7.42，PaO_2 64.1mmHg，动脉 $PaCO_2$ 29.4mmHg。心电图：窦性心律，未见 ST - T 改变，未见 $SIQ_{III}T_{III}$。下肢血管超声：未见深静脉血栓形成。患者最可能的临床诊断为

A. 主动脉夹层

B. 不稳定型心绞痛

C. 急性心肌梗死

D. 气胸

E. 肋间神经痛

F. 肺栓塞

G. 带状疱疹

76. 提示：经 CTPA 检查提示右肺动脉主干及分支可见充盈缺损。下一步的处理措施为

A. 吸氧

B. 制动

C. 阿司匹林抗血小板

D. 低分子肝素抗凝

E. 外科血栓清除术

F. rt - PA 溶栓

G. 下腔滤器

77. 追问病史，其母因肺栓塞病逝，尚无法获取具体情况。临床还需完善的检查包括

A. 下肢血管超声

B. 肿瘤标志物

C. 通气灌注扫描

D. 抗心磷脂抗体

E. 狼疮相关筛查

F. 蛋白 C、蛋白 S

G. 凝血因子 V Leiden 基因

（78 ~ 81 题共用题干）

患者，男，47 岁。高处坠落被送入急诊。患者 40 分钟前由 4 米处坠落，髋部着地。髋部疼痛明显，逐渐加重，遂就诊。既往体健。查体：BP 90/60mmHg，HR 140 次/分，SpO_2 93%；神志欠清，烦躁；双肺呼吸音粗，未闻及明显干、湿啰音；心音尚可，心律齐；腹部稍韧，全腹压痛明显，拒按；骨盆挤压试验阳性；双下肢活动尚可，无明显畸形。

78. 该患者需要完善的检查有

A. 急诊 FAST 检查

B. 血常规

C. 血型

D. 凝血指标

E. 肝功能

F. 肾功能

G. CT 检查

79. 提示：急诊 FAST 检查提示腹腔游离液体，诊断性穿刺为不凝血。患者入室后血压进行性下降，神志逐渐淡漠，予以补液及输血后效果欠佳，心率下降至 45 次/分，为窦性心动过缓。下一步合理的处理措施有

A. 加快补液速度

B. 阿托品静脉注射

C. 肾上腺素静脉注射

D. 加压输血

E. 异丙肾上腺素

F. 临时经皮起搏器

80. 提示：经上述治疗后患者心率难以维持，出现心脏停搏，立即予以胸外按压及气管插管。心肺复苏期间最优选择用药为

A. 去甲肾上腺素静脉注射

B. 阿托品静脉注射

C. 肾上腺素静脉注射

D. 多巴胺静脉注射

E. 异丙肾上腺素静脉注射

F. 多巴酚丁胺静脉注射

81. 提示：经胸外按压及间断肾上腺素静脉注射后，心电监护示患者恢复自主心律，心率 140 次/分。但血压仍难以维持。下一步治疗计划为

A. 去甲肾上腺素静脉泵入

B. 急诊手术

C. 输血、输液

D. 肾上腺素持续泵入

E. 多巴酚丁胺静脉泵入

F. 美托洛尔控制心率

(82~85 题共用题干)

患者，男，56 岁。因意识不清 4 小时到急诊科就诊。5 小时前患者曾进食新鲜杏仁约 20 粒，饮白酒约 200ml，进食

后有轻度恶心、上腹部不适，4 小时前自觉心慌，反应迟钝，后嗜睡，不能唤醒。1 小时前患者就诊当地医院，考虑其为"脑血管病"，行头颅 CT 检查未见异常。既往发现高血压 3 年，（150/95）~（140/90）mmHg，未行特殊治疗。查体：T 35.7℃，P 124 次/分，R 22 次/分，BP 100/60mmHg，SpO_2 95%。昏睡状态，双肺呼吸音粗；HR 124 次/分；腹平软，肝脾未触及，下肢无水肿，脑膜刺激征（−），病理征未引出。

82. 接诊后的常规处理措施为

A. 吸氧

B. 动、静脉血气分析

C. 做心电图

D. 监测心电、血压、血氧饱和度

E. 复查头颅 CT

F. 做腹部超声

G. 血常规及生化学指标

H. 血乳酸测定

I. 血 CN^- 浓度测定

83. 提示：心电图检查示窦性心动过速，继发 ST−T 改变（广泛 ST 段压低，T 波低平）。动脉血气分析：pH 7.31，$PaCO_2$ 32mmHg，PaO_2 86mmHg；静脉血气分析：pH 7.30，$PvCO_2$ 46mmHg，PvO_2 62mmHg，血糖 6.2mmol/L，Lac 4.5mmol/L。该患者的诊断不应考虑的为

A. 肝性脑病

B. 呼吸衰竭，肺性脑病

C. 3 级高血压，极高危

D. 冠状动脉粥样硬化性心脏病，心源性休克

E. 氰化物中毒

F. 镇静催眠药中毒

G. 颅内感染

H. 脑出血所致昏迷

I. 合并酒精中毒

84. 患者就诊时建立静脉液路，不适宜的治疗为

A. 含大剂量维生素 C 的 5% 葡萄糖溶液

B. 硝酸甘油 + 极化液

C. 快速输注乳酸林格液扩容

D. 血管活性药物

E. 含活血化瘀中药（如丹红注射液）的葡萄糖溶液

F. 生理盐水

G. 及早应用广谱抗生素

H. 新鲜血浆

I. 高渗葡萄糖溶液

J. 白蛋白

85. 以下可以应用的药物或措施为

A. 高压氧

B. 亚甲蓝

C. 亚硝酸异戊酯

D. 亚硝酸钠

E. 硫代硫酸钠

F. 羟钴胺素

G. 4 - 二甲基氨基苯酚

H. 对乙酰氨基酚

I. 呋塞米

J. 气管插管有创通气

（86 ~ 89 题共用题干）

患者，男，65 岁。因心悸伴胸闷、胸痛就诊。5 小时前突发心悸，伴有胸痛、胸闷，为胸骨后胸痛持续存在，服用美托洛尔治疗后心悸缓解不明显，遂至急诊就诊。既往有高血压病史多年，治疗欠规律，平素血压控制为 120/80mmHg 左右。查体：BP 80/45mmHg，HR 160 次/分，SpO_2 90%；神志欠清，烦躁不安，伴冷汗；两肺呼吸音清，未闻及啰音；心音低，心律不齐；腹平软，无压痛、反跳痛；双下肢无水肿。

86. 患者需要完善的检查有

A. 心电图   B. 血常规

C. 肝功能   D. 肾功能

E. 心肌酶   F. 凝血指标

G. 胰酶   H. 血气分析

87. 提示：患者心电图提示室性心动过速，心率为 160 次/分。下一步合理的处理为

A. 给予 300mg 阿司匹林嚼服

B. 给予 300mg 氯吡格雷嚼服

C. 给予肝素抗凝

D. 给予低分子肝素抗凝

E. 给予 150 ~ 200J 同步电复律

F. 联系导管室

88. 提示：给予 150J 同步电复律之后，复查心电图提示窦性心律广泛前壁的 ST 段抬高。患者突发胸痛加重，继而出现意识丧失，伴有瞳孔散大，心电监护示逸搏心律，立即予以心肺复苏。下一步首选的治疗为

A. 阿托品 1mg 静脉注射

B. 异丙肾上腺素 1mg 静脉注射

C. 肾上腺素 1mg 静脉注射

D. 多巴胺 20mg 静脉注射

E. 联系导管室

F. 联系 CT 室

89. 提示：予以患者肾上腺素及心肺复苏术 5 分钟后，心电监护示心室颤动。下一步合理的处理为

A. 给予 200J 双相波电除颤

B. 给予 150mg 胺碘酮

C. 给予肝素抗凝

D. 给予静脉溶栓

E. 联系导管室

F. 球囊反搏治疗

（90 ~ 93 题共用题干）

患者，女，60 岁。恶心、呕吐伴乏

力、食欲减退 1 周, 腹痛、腹泻 2 天, 意识不清 1 天来急诊。查体: GCS 8 分, BP 85/50mmHg, HR 110 次/分; 皮肤干燥, 弹性差。既往关节炎病史, 服用激素 20 余年。

90. 可能的初步诊断为

    A. 感染性休克

    B. 低血容量性休克

    C. 心源性休克

    D. 内分泌性休克

    E. 过敏性休克

    F. 梗阻性休克

91. 提示: 追问患者家属, 该患者 1 周前自行停用激素治疗。此时应进行的检查包括

    A. 留取血培养

    B. 血电解质

    C. 肿瘤标志物

    D. 促肾上腺皮质激素 (ACTH) 和皮质醇

    E. 血糖

    F. 糖耐量试验

92. 体格检查发现患者有明显的激素治疗所致的体征体貌。下一步的抗休克治疗应调整为

    A. 纠正电解质紊乱

    B. 纠正低血容量

    C. 静脉注射氢化可的松

    D. 经验性抗感染

    E. 可使用血管活性药物

    F. 大量输注新鲜全血

93. 提示: 经上述治疗后患者病情好转, 意识转清, 血压恢复正常, 实验室检查支持急性肾上腺危象诊断。有关急性肾上腺危象的描述, 正确的为

    A. 所有不明原因低血压的患者都需考虑肾上腺危象

    B. 应快速早期应用糖皮质激素

    C. 必须明确诊断后才能应用激素治疗

    D. 只需要 2 周的慢性激素治疗就会导致肾上腺抑制, 从而使患者容易出现肾上腺危象

    E. 至少 3 个月以上的慢性激素治疗才会导致肾上腺抑制

    F. 使用激素治疗不会导致肾上腺危象

(94 ~ 100 题共用题干)

10 个月婴儿, 体重 12kg。因发热、呼吸急促 3 天, 呼吸困难、发现心脏增大 1 天就诊, 该患儿突然出现发绀, 呼叫无反应 3 分钟, 遂被送入抢救室。

94. 接诊医生或护士需立刻作出的处理为

    A. 拍患儿足底、呼唤患儿以判断患儿意识和呼吸

    B. 描记心电图

    C. 连接心电监护

    D. 打开并吸引口腔, 看是否有呕吐

    E. 仔细询问病史

    F. 进行全面体格检查

    G. 采血标本送检血糖、血气分析、电解质

    H. 行心脏超声检查

    I. 拍胸部 X 线片

95. 下一步立刻采取的处理为

    A. 立刻呼叫抢救小组, 准备复苏

    B. 立刻给予气囊面罩正压通气

    C. 立刻触摸足背动脉

    D. 立刻触摸桡动脉

    E. 立刻开始胸外按压

    F. 立刻报告主任或上级医生

    G. 立刻建立静脉通路

    H. 立刻气管插管

    I. 立刻准备复苏药物

96. 呼叫抢救小组后, 接诊医生应立刻

    A. 触摸颈动脉

B. 胸外按压，频率 100 ~ 120 次/分

C. 立刻连接心电监护

D. 触摸肱动脉

E. 立刻气囊面罩正压通气

F. 触摸桡动脉

G. 触摸足背动脉

H. 用听诊器反复听诊有无心音和呼吸音

I. 气管插管

97. 触摸肱动脉未触及动脉搏动，接诊医生或护士应立刻

A. 气囊面罩正压通气

B. 连接心电监护

C. 建立静脉通路

D. 配制 1：10000 肾上腺素备用

E. 开始胸外按压

F. 气管插管

G. 再次检查肱动脉和股动脉搏动

H. 准备除颤器

I. 建立骨髓通路

98. 抢救小组成员 5 人赶到现场后，人员的分工为

A. 1 人负责指挥

B. 接诊者继续胸外按压

C. 1 人管理气道和呼吸，并与接诊的心脏按压者按 15：2 进行胸外按压和人工通气，每 2 分钟轮换

D. 1 人负责仔细询问病史、全面体格检查

E. 1 人连接心电监护、准备除颤器

F. 1 人开始建立血管通路

G. 接诊者可在交接后离开，去完成日常工作

H. 1 人准备复苏药物，并做好记录

I. 1 人负责取血标本送检

99. 提示：血管通路已建立。连接心电监护后，心电图显示波形为直线。此时应采取的措施为

A. 继续胸外按压和人工通气

B. 予 1：1000 肾上腺素 1.1ml 静脉注射

C. 除颤

D. 同步电复律

E. 1：10000 肾上腺素 1.1ml 静脉注射

F. 阿托品 0.2mg 静脉注射

G. 生理盐水 200ml，5 ~ 10 分钟输入

H. 再次听诊是否有心音

I. 描记心电图证实心电图为直线

100. 提示：2 分钟后，心脏按压者与人工通气者交换时，评估可触及颈动脉搏动，心电监测示心率为 80 次/分，并逐渐升至 118 次/分。此时应采取的措施为

A. 停止胸外按压

B. 立刻带患儿到心脏超声室行心脏彩超

C. 评估意识状态

D. 评估自主呼吸情况

E. 若呼吸微弱或呼吸困难，考虑气管插管

F. 调节吸入氧浓度，维持脉氧饱和度为 95% ~ 100%

G. 评估心率、心律、肢端温度、血压、毛细血管再充盈时间

H. 立刻将患儿送入 ICU 病房

I. 若发现有低血压或末梢灌注不良，则给予抗休克治疗

高级卫生专业技术资格考试用书

急诊医学全真模拟试卷与解析

（副主任医师/主任医师）

答案解析

主　编　唐彤丹

副主编　刘永华　孙　慧　张欣然　姜德颖

编　委　孔　娜　张　肖　李　晋　田　辉　纪丽丽

中国健康传媒集团

中国医药科技出版社

内 容 提 要

根据人力资源和社会保障部、卫健委《关于深化卫生事业单位人事制度改革的实施意见》和《加强卫生专业技术职务评聘工作的通知》，高级卫生专业技术资格采取考试和评审结合的办法取得。本书是"高级卫生专业技术资格考试用书"系列之一，紧扣高级卫生专业技术资格考试前沿与新版考纲，包括两个分册："全真模拟试卷"包含题型说明与 6 套高度仿真模拟试卷，其所设题目数量、题型比例分配、难易程度、考核知识点构架均严格模拟真题；"答案解析"为 6 套模拟试卷的全解析版，有助于考生及时检验复习效果，有的放矢地归纳、梳理并记忆考试重点、难点与易错点，主要适用于参加卫生专业技术资格高级职称考试（副高、正高）评审申报人员在最后阶段冲刺备考，高分通过考核。

图书在版编目（CIP）数据

急诊医学全真模拟试卷与解析/唐彤丹主编 . —北京：中国医药科技出版社，2023.8
高级卫生专业技术资格考试用书
ISBN 978 - 7 - 5214 - 4052 - 2

Ⅰ.①急… Ⅱ.①唐… Ⅲ.①急诊－临床医学－资格考试－题解 Ⅳ.①R459.7 - 44

中国国家版本馆 CIP 数据核字（2023）第 134718 号

美术编辑 陈君杞
责任编辑 高一鹭 高延芳
版式设计 友全图文
出版 **中国健康传媒集团**｜中国医药科技出版社
地址 北京市海淀区文慧园北路甲 22 号
邮编 100082
电话 发行：010 - 62227427 邮购：010 - 62236938
网址 www.cmstp.com
规格 787×1092 mm $\frac{1}{16}$
印张 10 $\frac{1}{4}$
字数 219 千字
版次 2023 年 8 月第 1 版
印次 2023 年 8 月第 1 次印刷
印刷 北京紫瑞利印刷有限公司
经销 全国各地新华书店
书号 ISBN 978 - 7 - 5214 - 4052 - 2
定价 48.00 元

获取新书信息、投稿、为图书纠错，请扫码联系我们。

目 录

全真模拟试卷（一）答案解析

一、单选题

1. B 任何情况下，在救治呼吸困难的患者时，都应以保持呼吸道通畅为前提，否则会直接威胁到患者的生命。

2. E 在 START 分类法中，黑色标签表示无法救治或者死亡的患者。这些患者通常需要进行姑息治疗，即尽可能地减轻痛苦、提高舒适度，并让他们以最为优雅的方式离世。A 选项描述的是红色标签，B 和 C 项描述的是黄色标签，D 项则描述的是一种特殊情况，即需要气道管理措施的患者。

3. D 根据《2020 年 AHA 心肺复苏与心血管急救指南》中的建议，成人胸外按压的频率应为 100～120 次/分。这个范围旨在保证胸外按压的效率和质量，提高心肺复苏的成功率。过快或过慢的频率都可能影响按压的深度和回弹，并降低血流动力学效应。

4. A 稽留热常见于大叶性肺炎、斑疹伤寒及伤寒高热期；弛张热常见于败血症、风湿热、重症肺结核及化脓性炎症等；不规则热常见于结核病、风湿热、支气管肺炎、渗出性胸膜炎等；间歇热常见于疟疾、急性肾盂肾炎等。

5. C 该患者表现出冠心病的典型症状，体格检查发现高血压和心率快，心电图显示 $V_{3～6}$ 导联 ST 段呈弓背向上型抬高，提示急性心肌梗死的可能。根据当前的急诊治疗指南，对于可能存在急性心肌梗死的患者，应尽快进行经皮冠状动脉介入术（PCI）治疗，这是目前治疗急性心肌梗死的首选方法，能够在最短时间内恢复冠脉血流。A、B、D、E 选项不是急性心肌梗死的首选治疗方法。A 项，钙通道阻滞剂是缓解稳定型心绞痛的一种药物；B 项，以 85 次/分的速率进行经皮起搏，可用于窦性心动过缓等，但并不是急性心肌梗死的常规治疗；D 项，溶栓治疗不是急性心肌梗死的首选治疗方法，因其出血较大且成功率较低；E 项，继续观察对于急性心肌梗死患者来说是不可取的，因为这会延误治疗时间，增加患者风险。

6. E 根据描述，患者疼痛刺激可睁眼，不能言语，对刺激有逃避反应。使用格拉斯哥昏迷评分（GCS）进行评估，主要根据患者的睁眼反应、言语反应和运动反应三个方面进行评分，最高得分为 15 分，最低得分为 3 分。

Glasgow 昏迷评分表

项目	表现	评分
睁眼反应	自主睁眼	4
	呼唤睁眼	3
	刺痛睁眼	2
	无反应	1
言语反应	回答切题	5
	回答不切题	4
	只能说出单词	3
	说出不可理解的单词	2
	不能发音	1
运动反应	按照指令动作	6
	刺激时有定位	5
	刺激时有逃避反应	4
	刺激时有屈曲反应	3
	刺激时有过伸反应	2
	无反应	1

根据格拉斯哥评分：15 分为正常，12～14 分为轻度昏迷，9～11 分为中度昏迷，<8 分为重度昏迷。

7. B 短暂性脑缺血发作是颈动脉或椎-基底动脉系统发生短暂性血液供应不足，引起局灶性脑缺血导致的突发的、短暂性、可逆性神经功能障碍。发作持续数分钟，通常在 30 分钟内完全恢复，可反复发作，但通常在 24 小时内完全恢复，没有后遗症。其他疾病均不可能短时间内恢复。

8. C 该患者诊断为糖尿病酮症酸中毒，呼吸困难为库斯莫尔（Kussmaul）呼吸，表现为呼吸频率增快，呼吸深大，是因酸中毒引起的。

9. D 咯血是指喉及喉部以下的呼吸道及肺任何部位的出血，经口腔咯出。一般认为每日咯血量在 100ml 以内为小量咯血；100～500ml 为中等量咯血；500ml 以上或一次咯血 100～500ml 为大量咯血。

10. A 肺栓塞三联征指同时出现呼吸困难、胸痛、咯血，而在临床上同时出现三联征的患者只占肺栓塞患者的 20%～30%，通常情况下患者以单一症状发病。

11. B 因为该患者可能为梗阻性肥厚型心肌病，而 β 受体拮抗剂会使肺水肿加重，进一步降低左心室舒张功能。选项 A 的处理方法是可行的，但也有可能会加重左心室流出道梗阻；选项 C 和 E 对于该疾病的治疗也具有一定作用，但不属于首要的处理方法；选项 D 只适用于特定情况，如有严重流出道梗阻和症状的患者。因此综合考虑应选 B。

12. D 休克复苏的目标是通过迅速有效的措施尽快恢复组织灌注和氧供，以避免或减少休克引起的器官损伤和功能障碍，并防止进一步发展成多器官功能障碍综合征（MODS）。

13. C 脓毒症最常用的临床评分为 SOFA 评分，能够更精确地反映器官功能损害。

14. D 以吸入途径使用糖皮质激素的优势为呼吸道局部作用起效快、全身不良反应少。

15. B 该患者突发右侧胸痛伴呼吸困难，诊断为右侧张力性气胸。张力性气胸是一种紧急情况，需要尽快处理以缓解症状和挽救生命。其中胸腔插管正压排气是不妥当的处理方法，因为在气胸时，肺内压力下降，而胸腔压力升高，造成了肺容积减少；使用正压通气排气可能会进一步加重肺容积减少，导致低氧血症和呼吸功能受损，加剧气胸所致纵隔扑动。因此，在气胸时，应该优先考虑胸腔插管持续负压引流排气。其他处理方法也应根据患者具体情况进行相应的调整和改善。

16. B 反复腹部冲击法：对有意识的成人和大于 1 岁的儿童采用腹部冲击法是解除气道异物可行和有效的办法。

17. B 糖尿病酮症酸中毒患者均存在体液丢失。纠正低血容量是治疗糖尿病酮症酸中毒的关键，因为低血容量刺激升糖激素释放。糖尿病酮症酸中毒治疗时，纠正液体和电解质失常应先于胰岛素治疗。

18. A DIC 的临床表现包括：①出血。出血多突然发生，常为多发性，常见于皮肤黏膜。②微循环障碍。包括低血压或休克，多见于急性期，常有发绀、少尿、呼吸及循环衰竭。③微血管栓塞症状。包括受累器官有微血管栓塞，以肝、肾、消化道多见，引起缺血功能障碍。④微血管病性溶血。血管内凝血使血管变窄，造成红细胞通过的机械性损伤，导致微血管溶血，循环血中有破碎红细胞，出现进行性贫血，并可出现黄疸。⑤原发病的临床表现，如重症感染、恶性肿瘤、大手术损伤等。

19. C 严重的肺栓塞患者出现休克是常见情况。抗凝剂和溶栓治疗通常是肺栓塞的首选治疗方法。对于肺栓塞患者，如果出现休克，需要考虑使用溶栓治疗。但是在应用溶栓治疗前，需要进行评估，判断是否适合溶栓治疗。如需要考虑病程、病因、病情稳定性、是否存在禁忌证等多种因素。此外，溶栓治疗也有一定的风险，可能导致出血等并发症，因此应该谨慎评估治疗效益与安全性。

20. A 破伤风毒素一般先影响咀嚼肌。

21. C 甲型流感病毒的划分亚型是基于其表面抗原的差异。这些表面抗原包括血凝素（H）和神经氨酸酶（N）。目前已知的甲型流感病毒有 18 个 H 亚型和 11 个 N 亚型，它们之间可以形成不同的亚型组合。如目前广泛传播的甲型 H1N1 和 H3N2 流感病毒都属于甲型流感病毒。流感病毒的亚型划分对疾病监测、预防和治疗等方面具有重要意义，也有助于制定针对不同亚型流感病毒的疫苗和药物。

22. D 寒冷是常见诱因，90% 黏液性水肿昏迷患者在冬季发病。

23. E 巨幼细胞贫血患者的平均红细胞体积通常增大，正常值为 80～100fL。在巨幼细胞贫血的诊断中，平均红细胞体积是一个重要的指标，有助于鉴别其他类型的贫血，并提供一些有关病情的信息。

24. C 高血压急症指血压在短时间内（数小时或数天）显著升高（通常高于 180/120mmHg），同时伴有重要靶器官功能进行性损害的一种临床综合征。主要包括高血压脑病、脑出血、脑梗死、急性心力衰竭、急性冠脉综合征、主动脉夹层等。

25. B 去甲肾上腺素主要作用于 α 受体，而刺激心脏 β_1 受体的作用轻微，对 β_2 受体几乎没有作用，相比于肾上腺素，其血管收缩效应突出，正性肌力效应较弱，并反射性地导致心率减慢。

二、多选题

26. BCD 开放气道：①仰头抬颏法，适用于大多数患者。抢救者需用一只手将手掌小鱼际置于患者额头，另一只手的食指和中指托起患者下颌下方，使头部后仰，打开气道。②仰头抬颈法，适用于颈部无损伤的患者。操作时，抢救者抬起患者的颈部，另一只手用手掌小鱼际压患者前额头，使头部后仰，打开气道。③双手抬颌法，适用于颈部有损伤的患者。操作时，双手从两侧抓起患者的双下颌并托起，使头部后仰，打开气道。

27. ABD 咯血常常表现为血色鲜红，伴有刺激性咳嗽、胸闷、喉部痒感等症状，血中可以混有痰或泡沫，但并不是必须的。咯血的酸碱反应呈弱碱性，没有上腹部不适。

28. ABDE 急性心包炎的主要表现之一是胸痛，一般局限于胸骨下或心前区，并可放射至左肩、背部、颈部或上腹部，偶尔向下颌、左前臂和手放射。胸痛常常随着体位改变、深呼吸、咳嗽、吞咽、卧位时加剧，尤其当抬腿或左侧卧位时疼痛加剧，坐位或者前倾位时则减轻疼痛。有些急性心包炎患者胸痛较明显，如急性非特异性心包炎，而有些则轻微或完全无痛，如结核性和尿毒症性心包炎。

29. ABCD 出血是否继续的判断：①反复呕血，甚至由咖啡色转为鲜红色，提示继续出血且量较多。②黑便次数增多而变为稀薄，由柏油样转为暗红色。③周围循环衰竭持续存在。④血红蛋白浓度、红细胞计数和血细胞比容不断下降，网织红细胞持续升高或者再次上升。⑤在补液与尿量足够的情况下，血尿素氮持续或再次增高。

30. ACDE 低血糖虽然也可以引起晕厥，但其机制与血管舒缩无关，故不属于血管舒缩障碍性晕厥的范畴。

31. BDE 瞳孔缩小是指瞳孔的直径小于 2mm，常见于有机磷类农药中毒以及吗啡、氯丙嗪、巴比妥类、驱蛔灵等药物中毒。

32. ABDE 渗出性胸腔积液：由于病因不同，颜色有所不同，浑浊，比重 > 1.018。渗出液的细胞数较多，有核细胞数常多于 $500 \times 10^6/L$，以白细胞为主。渗出液中蛋白含量高，>30g/L，胸腔积液蛋白/血清蛋白 >0.5，Rivalta 试验阳性。胸腔积液与血清乳酸脱氢酶（LDH）比值 >0.6；胸腔积液 LDH 大于正常血清 LDH 上限的 2/3。

33. BCDE 急性胰腺炎的血清淀粉酶起病后 6~12 小时开始升高，12~24 小时达到高峰，一般持续 3~5 天后下降，超过 500U/L（Somogyi 法）即有确诊价值，但不能提示为重症急性胰腺炎。重症急性胰腺炎常有不同程度的低血压或休克，休克可逐渐出现，也可突然发生，甚至在夜间发生胰源性猝死，或突然发生休克而死亡。腹肌紧张和腹膜刺激征是腹腔内炎症的表现，提示病情严重。重症急性胰腺炎可以并发一个或多个脏器功能障碍，也可伴有严重的代谢功能紊乱，包括低钙血症（血钙 <2.2mmol/L）。由于胰腺的破坏和胰高血糖素的释放，重症急性胰腺炎患者可出现暂时性的高血糖，偶可发生糖尿病酮症酸中毒或高渗性昏迷，所以无糖尿病病史，但血糖升高提示重症急性胰腺炎。

34. ACD 判断脑出血患者有无继续出血，主要监测生命体征，观察意识、瞳孔、血压、脉搏、呼吸等方面的变化，如果意识障碍加深、瞳孔先缩小后散大、血压增高、脉搏变慢、呼吸不规则、压眶反射消失等应考虑出血未止。

35. BCDE 癫痫不是终身不愈的疾病，很多患者在正确的治疗下可以获得控制发作的效果；抗癫痫药宜从最小有效剂量开始使用，以减少药物的不良反应；癫痫患者长期应用抗癫痫药可能会影响肝、肾功能，因此需要定期检查；单一药物无效或控制不好时可考虑联合用药，但也需注意联合用药的安全性和有效性；部分原发性癫痫伴脑电图异常的病例有遗传倾向。

36. ABD 胰岛素适用于 1 型糖尿病、2 型糖尿病患者药物降糖效果不佳者、糖尿病伴酮症酸中毒、大手术前后、妊娠期糖尿病、糖尿病伴严重肝病、继发性糖尿病等。合理的饮食治疗和口服降糖药治疗后血糖仍然未达标者、口服降糖药治疗继发失效者、难以分型的消瘦糖尿病患者，均可使用胰岛素治疗。

37. ACE 50% 的系统性红斑狼疮（SLE）患者伴有低蛋白血症，30% 的 SLE 患者伴有高球蛋白血症，特别是 γ - 球蛋白升高，血清 IgG 水平在疾病活动时升高。补体 C3、C4 和总补体活性（CH50）在疾病活动期均可降低。

38. ABC 中暑分型包括热痉挛、热衰竭、热射病。三种情况可顺序发展，也可交叉重叠。

39. CD 化脓性脑膜炎（化脑）是一种由多种化脓性细菌引起的脑膜炎症，主要发生在小儿，尤其是婴幼儿期，是中枢神经系统感染性疾病之一。临床表现为急性发热、惊厥、意识障碍、颅内压增高、脑膜刺激征以及脑脊液脓性改变等。对于年龄小于 3 个月的婴幼儿，化脑的表现可能不典型，主要表现为：①体温可高可低，或不发热，甚至体温不升；②颅内压增高表现可不明显，幼婴不会出现头痛，可能只有吐奶、尖叫或颅缝开裂等症状；③惊厥可不典型，如仅见面部、肢体局灶或多灶性抽动，局部或全身性肌阵挛，或呈眨眼、呼吸不规则、屏气等各种不典型发作；④脑膜刺激征不明显，这可能与婴儿肌肉不发达、肌力弱和反应低下有关。

40. CE 小儿补钾：小儿腹泻补钾量每日需要 3～4mmol/kg，低钾患者一般采用10%氯化钾溶液，口服较安全，最好分6 次，每 4 小时 1 次，或配成 0.15%～0.3%浓度的液体（一般在尚未输入的液体中每 100ml 加 10% KCl 溶液 2ml）由静脉均匀输入，速度切忌过快，患儿有尿则开始补钾（有低钾血症的确切依据时，无尿亦可补钾）。又有报道称，补钾必须待有尿后进行，否则易引起高血钾。短时快速由静脉给钾可致心搏骤停，必须绝对禁忌。体内缺钾完全纠正常需数日，待患儿能恢复原来饮食的半量时，即可停止补钾。

41. BE 胃肠型食物中毒大多数是由于细菌、病毒或其他微生物导致，但通常不需要应用抗生素。因为这类食物中毒通常是自限性的，患者的症状在一段时间后会自然缓解。轻症患者不建议使用抗生素，以免增加耐药菌株的产生。但对于症状较为严重的患者，如出现高热、腹泻剧烈、恶心、呕吐等情况时，可以考虑使用抗生素治疗。此时，应该选择敏感性较好、广谱性较强的抗生素，并根据患者具体情况和病原体类型进行个体化治疗。因病原体易耐药，长期联合应用抗生素并不明智。

42. ABCD 休克的特殊监测指标包括：①中心静脉压；②肺毛细血管楔压；③心排血量和心脏指数；④动脉血气分析；⑤动脉血乳酸测定；⑥DIC 的监测。

43. ABCE 合并肝衰竭时，肝脏对乳酸的利用障碍，可发生高乳酸血症，故建议应用碳酸氢钠而非乳酸盐作为透析液和置换液的缓冲剂。

44. ABE 腹腔穿刺置管引流及灌洗对于胰腺炎不但是诊断方法，也是一种治疗手段；腹腔穿刺对腹膜炎和腹部外伤起到诊断和鉴别诊断的作用；急性胆囊炎通过病史、查体及超声检查即可诊断；急性低位肠梗阻腹胀明显，腹腔穿刺易刺破肠壁，因此要慎重。

45. DE 患者口服乳果糖后，在结肠被乳酸杆菌、粪肠球菌等细菌分解为乳酸、乙酸而降低肠道的 pH，使肠道细菌产氨减少，同时，酸性环境可减少氨的吸收，并促进血液中的氨通过渗入肠道排出。肝硬化患者血浆芳香族氨基酸增多而支链氨基酸减少，补充支链氨基酸可以纠正氨基酸代谢不平衡的情况，抑制大脑中性神经递质的形成。

46. ABCE 高血压急症是指血压突然显著升高，且收缩压大于 180mmHg 和（或）舒张压大于 120mmHg 的情况。同时，该病情伴有靶器官功能不全表现，如心肌梗死、心力衰竭、主动脉夹层、脑出血、视网膜病变等。这些表现提示靶器官可能已经受损，需要紧急救治。

47. ABCDE 硝酸甘油是一种扩张血管、降低心脏负荷的药物，常用于治疗心绞痛、急性心肌梗死等疾病。但在严重低血压和低血容量的情况下，使用硝酸甘油会进一步加重血压降低和组织缺氧，导致严重后果，因此需避免使用。严重心动过缓患者使用硝酸甘油可能降低心率，导致心脏功能进一步恶化；而对于心动过速的患者来说，硝酸甘油有可能使心率过快，加重心脏负担。同时，PDE 抑制剂与硝酸甘油都有降低血压的作用，同时使用两种药物可能会产生危险的血压降低，因此也应避免使用。

48. ABCDE 糖皮质激素有中枢兴奋作用，所以禁用于精神疾病、癫痫；糖皮质激素可以增加胃酸分泌，所以禁用于活动性消化性溃疡、胃肠吻合手术；糖皮质激素可以抑制免疫，所以要禁用于抗菌药物不能治疗的感染，如水痘、麻疹等；糖皮质激素可减少蛋白质合成，所以创伤修复期要慎用；糖皮质激素可能会加重库欣综合征、高血压、糖尿病等疾病，所以此类疾病患者要慎用；糖皮质激素可以加重骨质疏松，因此骨质疏松和骨折患者要慎用；另外，孕妇和儿童也要慎用。

三、共用题干单选题

49. D 根据题干，患者的呼吸困难难以用常见病（心力衰竭、肺部感染、气胸等）解释，血气分析示低氧血症明显，结合心电图及 D - 二聚体，须考虑肺栓塞，所以首选 CTPA 检查。

50. D 患者首先考虑肺栓塞，治疗上主要予以低分子肝素抗凝；其他如给氧、维持循环，大面积肺栓塞者须考虑溶栓治疗。

51. C 患者为青年男性，发热伴意识障碍起病，脑脊液压力明显升高，脑脊液常规提示白细胞升高，以淋巴细胞为主，首先考虑结核性脑膜炎，脑脊液生化常为糖及氯化物降低。

52. A 患者诊断考虑为结核性脑膜炎，须首先确定有无开放性肺结核。对于结核分枝杆菌，脑脊液难以普通培养，治疗上需抗结核四联用药。

53. E 心搏骤停后可出现瞳孔散大，但瞳孔散大也可由其他疾病引起，并不一定发生心搏骤停。

54. C 心室颤动是心搏骤停最常见的心律失常。

55. A 心搏骤停 4 ~ 6 分钟后产生不可逆性脑损伤的风险明显增加。

56. E 优先胸外按压。即使在院内进行复苏，也遵循按压优先原则，在立即进行按压的基础上，逐步实施其他抢救措施。

57. D 患者是老年女性，既往有糖尿病病史，突发意识不清，尽管平素规律用药，此时也应首先排除血糖异常引起的昏迷，床旁血糖作为方便快捷的检查，理应作为首选。

58. C 患者为老年女性，有糖尿病病史，突发意识不清，床旁血糖明显升高，血气无明显代谢性酸中毒，神经系统查体无明显阳性体征，首先考虑糖尿病高渗昏迷，可进一步查电解质明确。

59. B 氧分压低于 60mmHg，二氧化碳分压高于 50mmHg，Ⅱ 型呼吸衰竭诊断成立。根据血气分析计算 AG = 0.5mmol/L，无高 AG 情况，所以 D、E 是错误的。而 C 项不符合血气分析的结果。

60. C 该患者出现 Ⅱ 型呼吸衰竭，存在低氧血症，应优先考虑无创呼吸机辅助呼吸治疗。尽管头部 CT 和胸部 CT 检查可以有助于明确病因，但由于患者生命体征不稳定，存在二氧化碳蓄积和低氧血症，因此应立即采取措施缓解这些问题。经鼻高流量氧疗可缓解低氧血症，而对于治疗二氧化碳蓄积，该方法目前仍处于探索阶段，仅能在 COPD 的轻、中度高碳酸血症患者中使用，但不能代替呼吸机支持治疗。需要后续考虑针对乳酸及电解质紊乱的治疗，但当前情况下，必须首先纠正呼吸情况及改善意识状态。

61. A 二氧化碳分压持续升高，考虑无创呼吸机不能缓解，应行气管插管呼吸机辅助呼吸。高碳酸血症导致患者意识状态仍没有缓解，此时考虑无创呼吸机治疗失败。为解决呼吸问题，应立即使用有创呼吸机治疗，首先考虑气管插管呼吸机辅助呼吸。

62. A 患者诊断为阵发性室上性心动过速，结合平素有预激综合征，所以考虑为房室旁道所致。药物须选用同时作用于房室结和旁道的药物，如胺碘酮、普罗帕酮（心律平）等；不宜选择洋地黄类药物，因其易导致过多冲动经旁道下传心室，诱发室颤。

63. B　患者诊断为阵发性室上性心动过速，用普罗帕酮治疗未能复律，并出现血流动力学恶化，则此时首选电复律。

64. E　患者为青年女性，主诉为出血倾向，血常规提示血小板明显减少。根据骨穿结果，首先考虑原发免疫性血小板减少症（特发性血小板减少性紫癜）。

65. D　患者诊断为原发免疫性血小板减少症，治疗包括卧床休息，避免外伤及出血，激素抗炎，静脉丙种球蛋白冲击治疗，可输注血小板。

四、案例分析题

66. ABCGHIJK　老年女性患者，以呼吸困难为首发症状，并逐渐出现了肾脏和呼吸道方面的症状：尿少、咯血。呼吸困难的病因最常见的为肺源性和心源性，而在入院检查时，应在急诊科选择能够快速评估患者心肺肾功能的相对便捷且无创的检查。血气分析可以评估患者的氧合情况、酸碱平衡和呼吸功能；胸部 X 线片可以检查肺部情况，如是否存在肺部感染、肺水肿等；脑钠肽（BNP）可以评估患者的心脏功能，尤其是心脏衰竭的程度；在患者的病史和体格检查结果中，并没有明显的支气管病病史或体征，因此支气管镜检查不是常规的入院检查；由于患者既往有胃溃疡病史，此次症状描述可以除外呕血，故不需要行胃镜检查；肺动脉造影虽然可以评估肺栓塞等疾病，但具有一定的风险性和肾损伤的可能性，在患者尚未确定肝肾功能的情况下不宜轻易使用；心脏超声可以评估心脏结构和功能，检查是否存在心脏瓣膜病变、心脏扩大等；肾脏超声可以评估肾脏的形态和功能，检查是否存在肾脏病变；胸部 CT 平扫则是一种较好的评估肺部情况的检查方法，如果患者同时具备低氧血症、血清 D - 二聚体升高等，则提示肺栓塞的临床依据，并且肾功能正常，则需进行 CT 肺动脉造影（CTPA）检查。此外，痰培养和肿瘤标志物检查也可以辅助诊断咯血的病因，除外肺结核和肿瘤，并且是一种简单易行的检查方法。

67. ABCDG　咯血常见肺部原因有支气管扩张、肺结核、肺部肿瘤、肺炎、肺栓塞等，其次为心血管疾病，如风湿性心瓣膜病、二尖瓣狭窄，此外，血液系统疾病和自身免疫性疾病也是造成咯血的较常见原因。此患者以憋气、尿少起病，加上查体和 BNP、胸部 X 线片的结果提示患者存在心力衰竭，所以需要考虑有无心力衰竭导致肺循环淤血引起的小量咯血。该患者血 WBC 和 CRP 显著升高，胸部 X 线片有渗出，不能除外肺炎。患者高龄，肿瘤需要排除。血 $ALB < 20g/L$，有高凝倾向，虽然凝血功能正常，但血气分析示氧分压还是比正常人偏低，不能除外肺栓塞的诊断。患者有多系统受累的表现，如心脏、肾脏、肺脏和血液系统，需要考虑自身免疫性疾病的可能。

68. ABCDE　患者的临床表现为心力衰竭、肾衰竭、咯血，因此治疗上首先可给予扩血管、利尿、抗感染、止血以及纠正贫血等对症治疗。若患者经过保守治疗，咯血没有缓解，或出现大咯血可考虑支气管镜检查治疗，但不作为首选。介入栓塞也是在出现大咯血保守治疗无效时考虑，具有一定脊髓损伤和异位栓塞的风险并且有一定的复发率，如果咯血不是由支气管动脉出血导致，介入治疗无效。若患者咯血是由肺栓塞引起，在咯血缓解后，需要加抗凝治疗。若患者循环负荷过重，出现严重代谢性酸中毒、高钾血症等情况，也需要考虑透析治疗。该患者可平卧，双下肢轻度水肿，循环负荷不重，电解质和酸碱尚可，未达到透析指征，可先药物保守治疗观察。

69. D 根据病情描述和实验室检查结果，出血的原因可能是肺出血。具体来说，患者出现了咯血加重、鲜红色血痰及胸部X线片示双肺渗出增多，弥漫斑片状密度增高影等表现，这些都提示着可能存在肺部疾病。此外，BNP 及 Cr 也较入院时升高，也暗示着患者心肾功能受到了影响。然而，痰培养、痰找抗酸杆菌、痰涂片找真菌、PCT、G 实验、抗核抗体谱等实验室检查均未发现异常，因此这种肺出血可能是由于非感染性因素所致。最后，ANCA 阳性 P 型，PR3 抗体（－），GBM抗体（＋），MPO 抗体（＋）等实验室检查结果可能进一步提示着患者存在自身免疫性疾病或肾小球肾炎等情况。因此考虑ANCA 相关血管炎合并 GBM 病导致肺泡出血。

70. ABCDE 咯血的治疗原则为治疗原发病、止血，防止并发症。该患者经过对症止血治疗后，咯血仍在加重。由于患者的咯血原因考虑为 ANCA 相关血管炎合并 GBM 病导致肺泡出血，因此气管镜、介入栓塞和手术均不能解决咯血，应以治疗血管炎为主，选择血浆置换、血液透析和激素冲击治疗，由于患者使用激素冲击治疗，是感染高危人群，需要同时应用抗生素预防感染，并密切监测有无继发真菌感染。

71. ABCDEFG 患者疑为 ST 段抬高型心肌梗死。需要急诊 PCI 术。完善术前准备，包括复查心电图，以明确诊断。监测心肌损伤标志物作为基线。查血常规及凝血指标了解患者出血、凝血功能。查肾功能了解患者的肾小球清除率。查电解质了解血钾情况。肝功能与 PCT 为非必查项目。

72. BDEGHI 对于急性期 ST 段抬高型心肌梗死患者，首选经皮冠状动脉介入（PCI）治疗，可给予负荷量阿司匹林和氯吡格雷抗血小板治疗；使用吗啡镇痛和美托洛尔控制心室率，减少氧耗；使用他汀类药物稳定斑块；静脉使用硝酸甘油改善心肌血供。

73. C 患者存在胸闷、胸痛表现，入科时查体示颈静脉怒张，心音低。心电图除 ST 段改变外，有电交替表现。不排除大量心包积液导致心脏压塞的可能。需要进一步查心脏彩超以明确。

74. E 患者心包积液造成心肌供血障碍，经心包穿刺引流后症状好转。无急诊干预指征。心包积液检查发现恶性细胞，考虑肿瘤引起心包积液的可能性大。后期肿瘤科随诊。

75. AB 腹膜炎体征＋膈下游离气体＋既往病史（－）提示胃、十二指肠溃疡穿孔。

76. AC 呕吐物中含有大量胆汁，应考虑术后胃排空障碍和输出袢梗阻，一般吻合口梗阻和输入袢梗阻的呕吐物中不含胆汁，胃空肠吻合口瘘应有腹膜炎表现，麻痹性肠梗阻应有肛门停止排气、排便。

77. ADFG 残胃功能排空障碍的诊断一旦明确，应耐心解释，消除患者的紧张及恐惧心理，以取得患者配合，并予以禁食、补液、持续胃肠减压，维持水、电解质和酸碱平衡，补充必要的微量元素，胃动力药对治疗也有一定疗效，通常经以上保守治疗后，排空障碍均能恢复，如果经过 4 周非手术治疗仍无好转迹象，可考虑再次手术；输出袢梗阻可予以胃肠减压、补液、胃肠外营养支持等，4～6 周症状缓解不明显且造影检查有器质性狭窄者可进行手术治疗。胃镜下球囊扩张术是治疗食管贲门狭窄的方法。

78. AE 患者考虑为下肢深静脉血栓形成，应检测 D－二聚体水平，并予以下肢血管彩超检查。患者尿常规无异常，尿量正常，不考虑下肢肿胀由肾功能不全引起。

79. BD 下肢深静脉血栓形成的常规治疗方式为卧床休息、抬高患肢和抗凝疗法。《深静脉血栓形成的诊断和治疗指南（第3版）》建议：①急性深静脉血栓形成患者，不推荐常规使用静脉溶栓药；对于较严重的髂股静脉血栓形成患者，因静脉阻塞有肢体坏疽危险时，建议使用静脉溶栓药；②对于急性深静脉血栓形成患者，不推荐常规应用静脉取栓术；对于较严重的髂股静脉血栓形成患者，因静脉阻塞有肢体坏疽危险时，可考虑使用取栓术；③对于急性深静脉血栓形成的患者，不推荐常规应用导管溶栓；导管溶栓的使用应限定于某些选择性患者，如需要肢体救治者。该患者下肢未出现股青肿或坏死情况，应予以保守治疗。不宜积极活动下肢，避免血栓脱落造成肺栓塞。

80. CD 患者突然出现饮水呛咳症状，口张开有限且头颈转动受限，外伤伤口需要进一步了解。考虑到患者高龄且可能未接种过破伤风疫苗，有罹患破伤风的高危因素，目前处于破伤风前驱期。此外，患者有吞咽困难、饮水呛咳等症状，存在误吸风险，并在右肺听到湿啰音，血液检查结果显示 WBC 和中性粒细胞比例升高，右侧肺炎的可能性很大。患者的体温略有升高，出现头痛症状，血常规提示可能存在细菌感染，但神志清楚，无脑膜刺激征。由于患者没有咽痛和牙痛等症状，暂时不考虑急性化脓性扁桃体炎和急性牙周炎。因此，需要对破伤风前驱期、误吸、肺炎和细菌感染等疾病进行进一步诊断。

81. BCDEFGH 根据患者出现的症状，破伤风诊断成立。急诊处理措施包括：①消除毒素来源（处理伤口）：应积极追问病史，寻找患者全身有无伤口，如未愈合，应在控制痉挛的基础上行彻底清创术；如伤口已愈合，一般不需要进行清创。②中和游离毒素：无论破伤风抗毒素还是破伤风免疫球蛋白均无中和已与神经组织结合的毒素的作用，故应尽早使用以中和游离的毒素；静脉缓慢静脉滴注破伤风抗毒素，注射前需皮试；如患者过敏，可使用破伤风免疫球蛋白。③控制和解除痉挛：安排患者住单间，避免声、光刺激；可使用镇静和安眠药物；为控制抽搐，可在气管切开基础上给予肌松剂。④防治并发症：补充水、电解质，放置胃管行鼻饲给予肠内营养支持。⑤抗生素使用：青霉素80万~100万单位，肌内注射，q.4~6h 可抑制破伤风杆菌；也可给予甲硝唑 500mg（口服，q.6h）或 1g 直肠给药（q.8h），持续7~10天。

82. ABCDEFG 破伤风所致痉挛发作时，除可导致骨折、尿潴留外，还可能因喉头呼吸肌持续性痉挛而致黏痰堵塞气道，排痰障碍等引起肺部感染。另外，肌肉强烈收缩、禁食后体内脂肪不完全分解使酸性代谢产物增加，肺部感染引起的氧合降低等，均可造成和加重酸中毒。全身缺氧、中毒可引起心脏功能的损害，特别是心动过速，并最终可致心力衰竭，甚至发生心源性休克及猝死。而强烈的肌肉收缩，如膀胱括约肌的收缩除了可以引起尿潴留外，也可以导致肌肉损伤引起肌溶解。

83. CDEF 破伤风杆菌是革兰阳性厌氧芽孢杆菌，主要通过外毒素引起疾病。外毒素分为痉挛毒素和溶血毒素两种，其中痉挛毒素对神经有特殊的亲和力，能导致肌肉痉挛，而溶血毒素则可引起局部组织坏死和心肌损伤。破伤风毒素通过血液循环和淋巴系统附着在血清蛋白上到达脊髓前角灰质细胞或脑干的运动神经核。一且进入中枢神经系统，痉挛毒素会结合在灰质中的突触小体膜的神经节苷脂上，从而抑制抑制性递质的释放。痉挛毒素也可能影响交感神经，导致大汗、血压不稳和心率加快等症状。

84. ABCDEFG 患者很可能是被含神经毒的毒蛇咬伤，眼睑下垂、呼吸困难也证明主要是神经毒所致，但不排除混合毒对心肝肾等器官的损害。该患者于急诊科做胸部 X 线片检查的意义是排除蛇咬伤引起的肺部并发症，如肺水肿或肺出血。在蛇咬伤后，毒液可能会引起全身反应，包括呼吸系统的影响。胸部 X 线片可以帮助医生评估患者的肺部情况，检查是否存在肺部病变或并发症。特别是对于呼吸困难、呼吸音减弱或其他呼吸系统症状的患者，胸部 X 线片可以提供重要的信息。

85. E 黑白相间横纹蛇，有毒可考虑银环蛇；其次，患者出现了眼睑、呼吸肌等横纹肌抑制的征象及呼吸快而弱等呼吸衰竭的表现，由此可首先考虑银环蛇咬伤并呼吸衰竭。

86. ACDE 目前不提倡捆绑伤口近侧以延缓毒素吸收，而且也没有必要输注白蛋白。

87. BDE 对于神经毒蛇伤，主要死因是呼吸衰竭（泵衰竭），即使没有抗毒血清，也可在合理的机械通气辅助呼吸下度过危险期。

88. BEF 患者有 2 型糖尿病病史，因此 2 型糖尿病的诊断明确。目前血酮体升高，血糖升高，但 < 33mmol/L，考虑酮症酸中毒的诊断成立，但没有达到糖尿病高渗的血糖水平。同时检测到该患者血钠低，则考虑低钠血症。

89. C 糖尿病酮症酸中毒患者的血糖下降速度为每小时 3.9~6.1mmol/L。

90. F 患者因糖尿病酮症酸中毒昏迷

就诊，诊断明确。给予扩容，降血糖治疗，稀释血 [K^+] 并导致血 [K^+] 向细胞内转移，可导致低钾血症。低钾血症可出现四肢无力。低血糖通常会有冷汗出现，有恶心的感觉。该患者无相关表现。

91. ADF 患者血糖仍高，仍有血酮体升高。在原则上仍需要补液降糖治疗。但使用胰岛素会造成血 [K^+] 进一步下降。且目前患者血 [K^+] 明显下降，有生命危险，因此考虑暂停使用胰岛素。积极提升血 [K^+]，相对于口服，首选静脉补钾。补钾同时可进行补液治疗。

92. C 急性百草枯中毒后患者出现窘迫多为 ARDS 所致，目前的酶学结果尚未达到 MODS 的诊断标准。

93. ABCDEFG A 项，重症肺炎：患者有明显的呼吸困难和肺部湿啰音，但胸部 X 线片未显示明显的肺炎病灶；B 项，心力衰竭：患者有明显的呼吸困难和心肌酶谱略有升高，但胸部 X 线片未显示明显的心脏异常；C 项，肺动脉栓塞：患者有明显的呼吸困难和肺部湿啰音，但胸部 X 线片未显示肺动脉高压的征象；D 项，补液过量：患者有明显的呼吸困难，但并未提及大量液体补充；E 项，特发性肺纤维化急性加重：患者有明显的呼吸困难和肺部湿啰音，但胸部 X 线片未显示典型的肺纤维化表现；F 项，气胸：胸部 X 线片未显示气胸的征象；G 项，支气管哮喘：患者有明显的呼吸困难，但未提及哮喘的典型症状和体征。综上所述，根据患者的临床表现和实验室检查结果，需要鉴别或排除的疾病包括 ABCDEFG。

94. ABCDEFG 这些措施都可应用于百草枯中毒合并 ARDS 的治疗。

95. ABCDE 体外膜肺氧合技术不属肺保护性通气策略。

96. ABCDEFG 一旦诊断 ARDS 后，

上述监测或检查手段均可使用。

97. E 挤压伤的关键是肌肉组织大量坏死。持续挤压导致肌肉组织缺血、缺氧，肌肉损伤毛细血管通透性增加，在外界压力解除后，局部血液循环重建，组织间隙出血、渗出，整个肌肉群肿胀，临床表现为受压部位肿胀，感觉迟钝或消失，运动障碍以及肌红蛋白血症和一过性肌红蛋白尿。若进一步出现以高钾血症与肌红蛋白尿为特征的急性肾衰竭，则称为挤压伤综合征。

98. D 挤压伤综合征的处理关键为碱化尿液，一般予以碳酸氢钠静脉滴注，可使尿中的酸性正铁血红蛋白溶解度增加，有利于排出，预防肌红蛋白在肾小管沉积，保护肾功能，预防酸中毒。

99. ABCDEFGH 患者受压时间较长，且易出现少尿，尿色深，出现挤压伤综合征，应完善以上检查以明确患者的病情严重程度，根据结果给予适当治疗。

100. B 对于挤压伤综合征患者，如果有肾衰竭的证据，应及早进行透析疗法，同时该患者出现高钾血症，心电图异常，需紧急透析以挽救生命。

全真模拟试卷（二）答案解析

一、单选题

1. E 我国正在研究发展的医学救援信息指挥系统是一种集信息共享、信息资源管理及信息传输处理功能、独立决策功能、实时交流功能、决策支持功能于一体的综合性指挥系统，旨在加强应急医学救援工作的组织协调和指挥决策能力。会议和办公功能并不属于医学救援信息指挥系统应具备的功能之一。

2. B 低血容量性休克患者回心血量不足，心排血量不足，造成组织器官灌注不足。机械通气可降低心脏前负荷，减少回心血量，加重组织器官低灌注，故应在保证补充血容量的前提下进行机械通气。

3. D 此患者初步考虑为重症肺部感染，脓毒症伴有血流动力学不平稳，应当尽早抢救，包括积极液体复苏、密切监测等。患者因出现神志改变，痰黏不易咳出，Ⅱ型呼吸衰竭，应该首选气管插管机械通气。

4. D 脑源性晕厥最常见的病因为脑动脉粥样硬化性脑梗死、短暂性脑缺血发作、脑干先兆性偏头痛等。

5. D 急性阑尾炎可产生由神经分支重叠支配导致远离病变器官部位感知的疼痛，称为牵涉痛，表现为脐周和上腹部牵涉痛。

6. D 上消化道出血是指屈氏韧带以上的消化道（食管、胃、十二指肠、空肠上段和胆管）急性出血，胃空肠吻合术后的吻合口病变引起的出血亦属此范围，为内、外科常见的急症。

7. D 咯血导致窒息时，解除呼吸道梗阻的措施最为重要，因为呼吸道梗阻可能在很短时间内导致患者死亡。保持呼吸道通畅的措施包括：立即取头低脚高45°的俯卧位，面部偏向一边，轻拍背部，迅速排出在气道和口咽部的血块，或直接刺激咽部以咳出血块，有条件时采用吸痰管机械吸引，必要时需要建立高级气道。

8. B 甲状腺危象和严重甲状腺功能亢进患者在某些症状和体征上有相似之处，如心率过快、发热、焦虑不安等。因此，鉴别这两者并不容易。鉴别甲状腺危象和严重甲状腺功能亢进患者需要综合考虑病史、临床表现和实验室指标。甲状腺危象常常是甲状腺功能亢进的一种生命威胁性急性并发症，而严重甲状腺功能亢进可能不会导致如此强烈的症状。因此，在鉴别时还需要注意两者的严重程度和病情变化。

9. A 急性胰腺炎最主要的临床表现是腹痛。这种疼痛一般位于胰腺区域，而且往往持续时间较长、剧烈程度较高。恶心、呕吐、发热、腹胀等也可能出现，但不如腹痛明显，因此不是最主要的临床表现。呼吸困难则很少见于急性胰腺炎。

10. C 大脑中动脉是大脑的主要血管之一，负责向大脑提供氧气和营养物质。当该血管发生闭塞时，容易导致对侧偏瘫、偏身感觉障碍和优势侧失语等症状。其他选项的表现可能与其他类型的中风有关，如 A 选项描述的为脑干梗死、E 选项描述的为腔静脉窦血栓形成等。

11. D 患者的回答与实际情况不符，但没有虚构出不存在的事物或情节，也没有对已有的经验进行改变。此外，患者的症状突然发生，而且精神状态幼稚，提示是一种急性行为综合征。假性痴呆指的是一种暂时性的记忆障碍，通常由于精神创伤、心理压力等因素引起。此症状可以在数小时至数天内自行消失。因此，假性痴呆最符合患者的症状描述。

12. A 输卵管是异位妊娠最常见的部位。

13. D 该患儿出现心动过缓和房室传导阻滞，需要紧急干预。在急救中，肾上腺素是一种常用药物，可以通过激活 β 肾上腺素能受体来增强心肌收缩力和心率，并促进窦房结的放电和传导；同时也可以通过激活 α 肾上腺素能受体收缩血管以提高血压。相比之下，阿托品主要用于短期控制心率过快，对心动过缓的改善作用有限；多巴胺和腺苷也可以增强心肌收缩力和心率，但可能不如肾上腺素作用明显；去甲肾上腺素可导致较严重的心律失常，不适合用于该患儿。

14. C 中暑是一种常见的急性病症，由于环境高温引起体内水分严重流失和体温升高，导致中枢神经系统、心血管系统和肾脏等器官功能受损。治疗中暑的关键是降低体温，一般要在 1 小时内使直肠温度降至 37.8℃~38.9℃。此外，还需要积极补液和纠正电解质紊乱，以保证身体各系统的正常功能。

15. D 硬膜外血肿的典型表现为有中间清醒期，本题根据典型特点可诊断。

16. C 如果发生敌百虫中毒，需要采取洗胃等急救措施。但是要避免使用碳酸氢钠、肥皂水等碱性溶液，因为它们可能使敌百虫转换成更高毒性的敌敌畏，从而对机体造成更大的伤害，危及生命健康。如果中毒者被污染，应立即将其转移出中毒环境，清洗污染部位，更换衣服以防止皮肤吸收敌百虫。在治疗中毒时，可以使用阿托品、解磷定等药物，并积极保护心脏、肾脏、肝脏等脏器。

17. C 心搏骤停是指突然发生的心跳骤停，需要立即进行心肺复苏。在初始用药方案中，应优先使用肾上腺素，其剂量为 1mg，静脉注射后可重复使用，用于增强心肌收缩力和提高心输出量。阿托品虽然可以用于早期反复性心搏骤停的治疗，但对于非反复性心搏骤停并没有明确的疗效证据，且不应作为初始用药。

18. E 本题中主要提示的症状为突发的主动脉瓣关闭不全和两侧脉搏不等，这些表现应引起医生高度警惕，提示可能存在主动脉夹层的危险。其他的疾病如急性心肌梗死、急性肺血栓栓塞症、急性心包炎和张力性气胸虽然也有类似的症状，但都不太可能具备突发主动脉瓣关闭不全和两侧脉搏不等的特点。

19. D 炭疽杆菌是一种产生芽孢的革兰阳性杆菌，可引起人和动物的严重感染。一次感染后，机体会产生针对炭疽杆菌的免疫反应，并在一定时间内维持这种免疫力。据研究，炭疽杆菌感染后，机体的免疫力可以维持 3~6 个月，但也有可能更长或更短，具体情况取决于个体差异以及感染的病原体数量和毒力等因素。建议炭疽疫区的人群尽可能做好防护措施，避免接触可能受到污染的土壤或动植物。

20. E 阻塞性缺血性肠病是由于肠道血供不足引起的一组疾病，常见类型包括肠系膜动脉血栓形成、肠系膜动脉粥样硬化性闭塞和急性肠系膜静脉血栓形成等。阻塞性缺血性肠病的病因与多种因素有关，如房颤栓子脱落、血液高凝状态、门静脉高压和动脉炎等。然而，溃疡性结肠炎并不是阻塞性缺血性肠病的病因之一，其是一种以结肠为主的炎症性肠病，其典型表现为慢性腹泻、腹痛和便血等。

21. A 肺血栓栓塞症（PE）是由血栓阻塞肺动脉或其分支引起的一种严重疾病。在大多数情况下，PE 是由深静脉血栓形成后脱落并随血流到达肺部导致的。因此，被血栓堵塞的血管主要是肺动脉或其分支，而不是肺静脉、冠状动脉、肺毛细血管或主动脉干。PE 可以造成肺动脉阻塞和肺组织缺血，导致胸痛、呼吸困难、晕厥等症状，甚至危及生命。

22. D 脑梗死急性期高血压的处置原则：脑梗死除血压 >200/130mmHg 外，一般不积极降压。

23. E 在急性肾衰竭少尿期或无尿期，需紧急处理的电解质失调是高钾血症。由于肾脏功能受损，患者在此期间可能无法排出大量的钾离子，导致体内钾离子浓度升高。高钾血症可能引起心脏停搏等严重疾病，因此需要紧急处理。

24. C 多巴胺属于儿茶酚胺类药物，作用呈剂量依赖性，即不同剂量下具有不同的药理作用。一般而言，多巴胺的药理作用如下：①低剂量［<3μg/（kg·min）］时，多巴胺主要通过激活多巴胺受体产生血管扩张和利尿作用。②中等剂量［3~10 μg/（kg·min）］时，多巴胺除了刺激多巴胺受体外，还会刺激 β_1 受体，增加心率、心输出量和心肌收缩力。③高剂量［>10μg/（kg·min）］时，多巴胺主要通过收缩外周血管上的 α_1 受体，导致外周血管阻力升高。因此，C 选项中的描述是错误的，少于 3μg/（kg·min）才是多巴胺主要的多巴胺样激动剂效应，有收缩肾血管作用。

25. C 胺碘酮是一种抗心律失常药物，在心肺复苏期间可用于控制难治性室性心动过速和心室颤动。胺碘酮的作用机制是通过阻断钠通道和延长细胞复极化时间来减慢心肌细胞的去极化速度，从而抑制心室内异位节律的发生。此外，胺碘酮还具有负性肌力作用和降低心率的作用。肾上腺素在心肺复苏期间主要用于增加心输出量和收缩血管。阿托品通常用于治疗心脏传导系统疾病和副交感神经兴奋引起的心动过缓，不适用于心肺复苏期间。碳酸氢钠主要用于纠正代谢性酸中毒，不适用于控制室性心动过速和心室颤动。异丙肾上腺素在心肺复苏期间主要用于增加心输出量和收缩血管。

二、多选题

26. ABD 抢救患者时，应将患者仰卧位置于硬木板床上，这是保证有效心肺复苏的正确方法；除颤时电极板不能直接与皮肤接触，应用涂有导电糊或湿盐水纱布将皮肤隔开，避免皮肤烧伤；两电极板之间距离不应 <10cm，否则电流可能会直接经胸壁皮肤短路，而未流经心脏。

27. ABCDE ①消化性溃疡是胃肠道最常见的出血原因之一，便血为黑色或柏油样，伴有上腹痛。②肝脏和胆道出血可引起大量黑色粪便，伴有右上腹痛。③细菌性痢疾通常由食物或水传播，患者会出现腹泻和腹部绞痛，便血通常为黏液和血液混合。④肠系膜血栓形成引起的小肠缺血常常表现为急性剧痛，伴有腹泻或便秘，便血为暗红色或鲜红色。⑤急性出血性坏死性肠炎是一种罕见但严重的肠道疾病，患者通常会出现腹痛、腹泻和便血等症状。

28. ABCDE 咯血是指咳嗽时从口中咯出带有鲜红色或暗红色血液的症状。支气管扩张是肺大咯血的 3 个主要原因之一；肺栓塞常有小量咯血，为肺梗死的症状之一。抗凝、溶栓治疗或有凝血功能障碍时可发生大咯血；肺结核、肺脓肿、肺部真菌感染、细菌和病毒感染是大咯血的常见病因；支气管肺癌患者的咯血可达 30% ~ 50%；支气管炎也是咯血的常见原因。

29. ACDE 觉醒程度分类：嗜睡、昏睡、昏迷（浅昏迷、中度昏迷和深昏迷）。

30. ACE 重度中毒时有昏迷、针尖样瞳孔、高度呼吸抑制等三大特征。

31. ABCE 急性胰腺炎是由于胰腺内的消化酶在胰腺内过度活化引起的炎症反应。其中，主要作用的消化酶包括磷脂酶A2和脂肪酶。这些酶在正常情况下被保存在胰腺的泡体内，当泡体破裂或通路堵塞时，这些酶就会泄漏到周围组织中，并开始活化、分解周围的脂肪、蛋白质等物质，引起组织坏死、炎症反应等病理变化。激肽释放酶是一种由肾素－血管紧张素系统调节的酶，它能够切割肽链并释放出活性肽，在一定程度上引起胰腺组织的损伤。弹性蛋白酶是一种存在于胰液中的蛋白酶，可以催化弹性蛋白分子的降解，但在急性胰腺炎的发病过程中的作用有限。

32. ABCD 在《2021 拯救脓毒症运动：脓毒症及脓毒症休克管理国际共识》中已指出，目标导向性治疗并不一定适合所有患者，不适合的原因是并非所有的脓毒症休克患者都能达到正常的血乳酸水平。升压药物首选去甲肾上腺素，患者只要耐受应给予肠内营养治疗，而肺保护性通气仍是强烈推荐措施。

33. ABCDE 继发性气胸是指由于某种原因导致肺组织受损，使空气从呼吸道进入胸腔，形成气胸。其中，慢性阻塞性肺疾病（COPD）和哮喘是常见的肺部疾病，容易导致肺组织的破坏和气胸的发生；机械通气也可能会造成气胸；肺脓肿是由于肺组织感染引起的一种疾病，也有可能导致气胸的发生。胸部子宫内膜异位也有可能会导致气胸。

34. ABCE 漏出液是指渗出液返回胸膜腔而非被吸收的情况，引起其漏出的疾病主要有以下几种：①心力衰竭引起的胸腔积液为漏出液；②低蛋白血症引起的胸腔积液常常为漏出液；③肝硬化引起腹水为渗出液，但在较晚期可因门静脉高压引起液体从腹腔内向胸膜腔漏出；④系统性红斑狼疮引起胸膜炎、肺炎时，胸膜腔积聚的多为渗出液；⑤肾病综合征患者的胸腔积液通常为漏出液。

35. ABCDE 上气道梗阻是指发生在喉部以上的气道受阻，通常表现为呼吸急促、喘息、声音嘶哑等症状。其原因包括但不限于以下几个方面：①喉部软组织炎，如会厌炎、喉炎等；②外伤，如颈部挤压伤、撞击伤等；③误吸异物，如食物、异物等进入气道；④肿瘤，如喉癌、甲状腺癌等恶性肿瘤或良性肿瘤；⑤复发性多软骨炎，一种由人乳头瘤病毒引起的上气道疾病，在喉部形成息肉样肿物，导致上气道梗阻等症状。

36. ABCDE β受体拮抗剂可通过抑制交感神经系统的兴奋作用，降低心率和心肌耗氧量，从而缩小心肌梗死面积，减少复发性心肌缺血和心绞痛，同时也可以通过抑制心肌细胞凋亡、改善冠状动脉微循环灌注等机制，减少再梗死和心源性猝死的风险，降低急性期病死率和恶性心律失常的发生率。因此，当前国际上推荐在急性心肌梗死的治疗中广泛应用β受体拮抗剂。

37. ADE 治疗糖尿病酮症酸中毒的目标是通过控制血糖水平和代谢紊乱来恢复正常的代谢状态。虽然将血糖水平降至正常水平是重要的治疗目标之一，但这并不是短时间内就能够实现的。在治疗初期，需要先将高血糖的情况得到控制，以避免继续产生酮体和加剧酸中毒。一般情况下，需要24小时内将血糖水平降至150mg/dL以下，而不是完全恢复到正常水平。随后，医生会根据病情进一步调整胰岛素剂量和治疗方案，以帮助患者恢复正常的代谢状态。

38. CDE 麻痹性肠梗阻的腹痛为持续性胀痛，呕吐为溢出性。听诊肠鸣音减少或消失。

39. AC 腰大肌试验：左侧卧位后将右下肢向后过伸，引起右下腹痛者为阳性，说明阑尾位置较深或在盲肠后位靠近腰大肌处。闭孔内肌试验：仰卧位，将右髋和右膝均屈曲90°并伴右股向内旋转，如引起右下腹痛者为阳性，提示阑尾位置较低，靠近闭孔内肌。

40. ABCE 结核性脑膜炎是由结核分枝杆菌感染引起的一种脑膜炎症，其临床表现可以与其他原因引起的脑膜炎相似，A项，有肺结核接触史或患者自身已有肺结核感染；B项，颈强直、克氏征等脑膜刺激征比其他类型的脑膜炎更为明显；C项，脑脊液检查示淋巴细胞增多、蛋白质含量升高和糖、氯浓度下降；D项，脑脊液离心沉淀涂片墨汁染色（+／-），对诊断结核性脑膜炎有辅助作用；E项，异烟肼、利福平和吡嗪酰胺是治疗结核性脑膜炎的一线药物，通常需长时间应用两种及以上的抗结核药物。

41. ABCDE 正确的癫痫药物治疗方法应该是根据医生的指导，按照规定的剂量和时间进行持续服药。癫痫患者应该按照医生的建议进行规律的药物治疗，而不是只在发作时才服药。持续的药物治疗可以帮助控制癫痫发作的频率和严重程度。癫痫患者可能需要同时服用多种抗癫痫药物，但是药物的剂量和时间应该根据医生的指导进行调整，不应该随意同时服用药物。癫痫药物的服用时间应该根据医生的建议进行调整，可能需要分次服用，而不是只在夜间服用。癫痫患者可能需要多次服药来维持药物的稳定血药浓度，以达到

控制癫痫发作的效果。服药次数的多少应该根据医生的指导进行调整。癫痫药物应该根据医生的指导逐渐减量停药，而不是突然停药。突然停药可能导致癫痫发作的复发和加重。

42. AB 在电击事故现场，首先要确保安全，断开电源或将插头拔出使患者脱离电源，避免继续受到电流的侵害。如患者没有意识或呼吸停止，应立即进行心肺复苏（CPR），以维持其生命体征。

43. AB 患者患有腹部开放性伤口并出现低血压休克，腹部B超检查提示腹腔内积液，同时Hb为90g/L，表明存在活动性出血。因此，急诊探查是必要的。在进行探查前应先积极进行抗感染、输血等治疗，如患者病情允许，则需完善相关检查以尽可能明确腹腔内损伤情况。此时检查应主要以床边检查为主，避免搬动患者造成病情加重。

44. ACDE 患者是肺心病感染导致的Ⅱ型呼吸衰竭，表现为神志模糊，有些烦躁不安，应给予持续吸入1～2L/min氧以纠正低氧的情况，必要时气管插管进行人工呼吸，同时给予舒张支气管药物，并且使用尼可刹米维持静脉滴注。B选项给予苯巴比妥不适合该患者，因为苯巴比妥是一种镇静药物，可能会进一步抑制呼吸中枢，加重呼吸衰竭。

45. ABCDE 高血压急症指突然升高的血压水平威胁到身体重要器官的功能和结构，包括脑、心、肾等。A项，早期迅速控制血压可以有效减轻器官的损害，但是过度的下降可能会加重脑缺血或心脏负荷等，因此一般建议在第1～2小时内将平均动脉压迅速下降20%～25%；B项，过快的降压可能会导致脑和肾灌注不足，因此在第1～2小时降压后，应该逐步将血压降至160/（100～110）mmHg；C项，尽可

能地控制原发疾病，并在 24～48 小时内逐渐将血压降至正常水平，以降低后续的心血管事件和器官损害风险；D 项，根据病情和临床特点选择降压药物，快速、有效地控制血压升高，同时需要注意避免不良反应的发生；E 项，在治疗过程中，除了降压外还需要对并发症进行治疗，减轻器官受损，并及时监测患者的各项生命体征，防止发生严重的器官功能损伤。

46. ABCDE 血栓性血小板减少性紫癜（TTP）是一种罕见的微血管病变性疾病，A 项，血小板减少性紫癜：TTP 患者常表现为皮肤和黏膜出血、瘀点、瘀斑、紫癜等。B 项，微血管病性溶血：TTP 是由于微血管内充满小血栓，导致红细胞在微血管内受到机械性破坏而出现溶血，伴随不同程度的贫血、黄疸等。C 项，神经精神症状：早期可表现为头痛、视物模糊等神经系统症状；晚期可出现昏迷、抽搐等严重症状。D 项，肾损害：TTP 可引起微血管内小血栓形成，进而导致肾功能损害，如急性肾功能衰竭等。E 项，发热：TTP 患者发热的情况并不多见，但也不排除个别患者可能会出现。

47. BDE 急性期通常发生在初次感染 HIV 后 2～4 周。临床主要表现为发热、咽痛、盗汗、恶心、呕吐、腹泻、皮疹、关节痛、淋巴结肿大及神经系统症状。多数患者的临床症状轻微，持续 1～3 周后缓解。此期在血液中可检出 HIV - RNA 和 P24 抗原，而 HIV 抗体则在感染后数周才出现。CD4$^+$ T 淋巴细胞计数呈一过性减少，CD4/CD8 比例可倒置。

48. BE 胺碘酮主要是用于心律失常的治疗，但静脉（短时间）使用时，由于胺碘酮具有降压作用，因此在静脉给药时可能会引起低血压。长期使用胺碘酮可能会导致肝功能异常，如黄疸等。因此，在使用胺碘酮时需要监测肝功能。

三、共用题干单选题

49. D 患者已有高血压病史 1 年，没有其他冠心病危险因素，但心电图和心肌坏死标记物提示他患有心肌梗死。虽然冠心病是心肌梗死最常见的病因，但也有其他罕见病因，例如主动脉夹层或栓塞等。该患者除了胸痛之外，还有背痛，而且血压未得到控制。平扫 CT 检查结果表明主动脉增宽，首先需考虑 A 型主动脉夹层导致冠脉缺血、心肌梗死。

50. C 此患者高度怀疑主动脉夹层，因此权衡利弊，暂不宜抗栓治疗，PCI 宜排除夹层后进行，溶栓目前也存在相对禁忌。

51. D 结合病史及体征，患者首先考虑 COPD 并发气胸，首选胸部 X 线检查，其他如心脏超声、心电图及肺功能难以明确气胸。

52. E 慢支患者逐渐发展为 COPD，咳嗽、咳痰或呼吸困难加重，常常为 COPD 急性发作（AECOPD），其呼吸困难常逐渐加重。此患者突发呼吸困难，左肺呼吸音低，叩诊为鼓音，考虑继发性气胸。

53. C 该患者外伤后出现意识障碍加重，应首先警惕颅内出血，头颅 CT 可以快速明确诊断。

54. B 根据 GCS 评分：疼痛刺激下可睁眼，得分为 2 分。能发出声音但无法交流，得分为 2 分。疼痛刺激时肢体可屈曲但无法定位疼痛刺激点，得分为 4 分。因此，该患者的 GCS 评分为 8 分。

55. C GCS 标准的最低指数为 3，最高指数为 15。重型 TBI：GCS 3～8 分，患者多处于昏迷状态，昏迷时间超过 6 小时；中型 TBI：GCS 9～11 分，昏迷时间为 20 分钟至 6 小时；轻型 TBI：GCS 12～14 分，伤后昏迷 20 分钟内，为轻度颅脑损伤或脑震荡伤，检查时患者多处于清醒状态。

56. D 根据《弥散性血管内凝血（DIC）诊断中国专家共识（2017 年版）》内容，依据中国弥散性血管内凝血诊断积分系统（CDSS）标准，患者目前局部感染严重，存在诱发 DIC 的原发病（2 分），有原发病不能解释的出血倾向（1 分），实验室指标：$PLT < 80 \times 10^9/L$（2 分），D - 二聚体 5 ~ 9mg/L（2 分），PT 延长超过 6 秒（2 分）。故总 CDSS 得分 9 分，DIC 诊断成立。

57. C DIC 患者的替代治疗包括：血小板悬液、新鲜冰冻血浆、凝血酶原复合物、纤维蛋白原或冷沉淀。

58. B DIC 患者使用肝素抗凝的适应证包括：DIC 早期，血小板及凝血因子呈进行性下降，微血管栓塞表现明显者及消耗性低凝期。

59. B 急性心肌梗死早期常见并发症有恶性心律失常、心力衰竭、乳头肌功能不全等，患者突发意识丧失、抽搐，心电图提示无脉性室速，考虑心搏骤停，阿 - 斯综合征发作。

60. D 恶性心律失常造成心搏、呼吸骤停，抢救步骤参考最新国际心肺复苏指南。首先须胸外按压、球囊通气，除颤仪到位后可立即电除颤，除颤后继续胸外按压，5 个 30∶2 CPR 循环后，仍无脉性室速或室颤，可考虑使用一剂肾上腺素，再次除颤，后续可考虑使用抗心律失常药物。目前阿托品不推荐常规用于心肺复苏。

61. E 患者考虑为情绪因素诱发的血管迷走性晕厥，属于神经反射性晕厥。

62. A 该患者发生晕厥，有明显的精神刺激前驱因素，一般考虑为神经介导性晕厥。此时体格检查未发现异常，心电图在晕厥后 12 小时内也未发现异常，因此需要进一步做倾斜试验来评估该患者是否存

在神经介导性晕厥。倾斜试验可以通过倾斜患者的身体来模拟引起神经反射性晕厥的条件，观察患者是否出现晕厥的症状。可以帮助医生确认神经反射性晕厥的诊断。

63. E 根据诱因、症状、体征考虑最可能的诊断为甲状腺危象。

64. D 甲状腺危象的诊断无须等待血清学结果，通过症状、体征、诱因及既往病史即可诊断。

65. C 甲状腺危象的常见诱因是各种应激反应，肾上腺皮质激素能够有效地拮抗应激对机体的作用。

四、案例分析题

66. ABCDEF 患者在没有明显诱因下出现腹痛及休克情况，且既往有肝硬化病史，应当考虑肝癌破裂出血的可能。血常规可以评估患者的血红细胞计数、白细胞计数和血小板计数，以了解是否存在贫血、感染或出血等情况；由于患者有肝硬化病史，肝功能检查可以评估肝脏的功能状态，包括肝酶、胆红素和凝血功能等指标；腹部 CT 平扫可以提供详细的腹部器官的影像学信息，帮助确定腹部疼痛的原因，如肝硬化引起的腹水、肝脓肿等；诊断性腹腔穿刺可以获取腹水样本进行分析，帮助确定腹水的性质和原因；肿瘤标志物可以用于排除肿瘤引起的腹部疼痛，但在这种情况下不是首选检查；凝血指标可以评估患者的凝血功能，以了解是否存在凝血异常导致的出血。综上所述，对于这位急诊患者，应该进行血常规、肝功能检查、腹部 CT 平扫、诊断性腹腔穿刺、肿瘤标志物和凝血指标的检查。这些检查可以帮助医生确定腹部疼痛的原因，并制定相应的治疗方案。

67. ABDEF 根据患者症状及辅助检查考虑肝癌破裂出血，需要急诊手术或者介入治疗。放射治疗是肝癌的择期（非急

诊）治疗方法。

68. C 急性肝衰竭是指患者短时间内（2 周内）出现 II 度以上肝性脑病并无基础肝病史的状况；亚急性肝衰竭则为患者在较短时间内（2～26 周）出现肝衰竭表现但无基础肝病史；慢加急性肝衰竭则是慢性肝病基础上，出现急性（通常在 4 周内）肝功能失代偿的临床表现。本例患者有肝硬化病史，故为慢加急性肝衰竭。根据 2014 年 AASLD 指南，对时间有定向障碍是临床诊断 2 期肝性脑病的建议标准，对空间定向障碍是临床诊断 3 期肝性脑病的建议标准。该患者不能定向空间，故为肝性脑病 3 期。

69. BCDEH 肝衰竭者推荐肠道内营养，包括高碳水化合物、低脂、适量蛋白饮食，提供每千克体质量 35～40kcal 总热量，并补充支链氨基酸。抽搐患者可酌情使用半衰期短的苯妥英钠或苯二氮草类镇静药物，但不推荐预防用药。

70. DEF 患者一过性意识丧失，并且症状发生在突然起身站立后，同时测血压比平时低，可能存在低血容量的因素，考虑体位性低血压晕厥的可能性大。患者既往冠状动脉粥样硬化性心脏病、PCI 术后，需警惕器质性心脏病性晕厥，如急性心肌梗死等。虽然目前心电图正常，但仍需动态观察，密切监护心率、心律、血压等。患者来诊血压下降，且心率偏慢，与典型低血容量休克不符，可能同长期口服 β 受体拮抗剂或合并缓慢性心律失常相关。

71. ABCDEFG 体位性低血压晕厥包括：原发性自主神经功能衰竭，见于多系统萎缩、没有自主神经功能异常的帕金森病；继发性自主神经功能衰竭：如糖尿病、脓毒症、淀粉样变、脊髓损伤；低血容量（如腹泻、呕吐及肠道出血）。缓慢性心律失常见于心律失常性晕厥。

72. ABCDEFI 患者晕厥确诊，存在高危因素（包括年龄 >60 岁、器质性心脏病病史和低血容量风险）。针对病情，采取密切心电监护、吸氧等措施。观察患者卧立位血压变化，动态监测心电图及心脏损伤标志物的变化，同时询问近期粪便颜色并留取粪便做潜血试验。完善血常规、血型以及感染筛查，开放 2 条静脉，对症补液。由于神经系统查体未见异常，心电图无 ST 段抬高型心肌梗死（STEMI）表现，外出做检查存在风险，因此不宜立即进行头颅 CT 及冠状动脉造影检查。

73. ABCDEF 患者出现消化道大出血，为防止患者出现误吸窒息的风险应立即开放气道，清理分泌物，并进行气管插管以确保患者安全。在留置胃管并进行负压吸引的情况下，积极补液扩容，进行抗休克治疗。同时，给予 80mg 快速静脉滴注的质子泵抑制剂，后续 8mg/h 持续静脉泵入以抑制胃酸分泌。联系消化科会诊，考虑行急诊胃镜检查。输血标准应根据 Hb 水平确定，但由于患者存在冠状动脉粥样硬化性心脏病和陈旧性心肌梗死，为避免心肌缺血，Hb 应维持在 90g/L 左右。考虑到患者无慢性肝病史，暂时无需进行三腔二囊管压迫止血。由于患者病情不稳定，不适宜立即进行腹部增强 CT 检查。

74. ABCDF 患者因使用非甾体抗炎药出现急性胃黏膜病变，无法行内镜下止血治疗。经过内科保守治疗后，仍出现大出血。可使用生长抑素进行持续静脉泵入，以减少内脏血流量，加强止血，并输注血浆来补充凝血因子。同时，可以通过局部去甲肾上腺素加冰盐水洗胃来控制出血。为进一步治疗，应及时联系血管介入科和外科进行会诊，必要时可行血管造影栓塞术或外科手术治疗。由于患者的凝血功能障碍出血不是维生素 K 拮抗剂过量所致，因此无需给予维生素 K 补充。

75. ABCDE 该患者出现了发热、头痛、呕吐、意识障碍，并且存在脑膜刺激征，因此考虑中枢神经系统感染的可能性。这种感染可能是由病毒、细菌、真菌或结核分枝杆菌引起的。另外，该患者有狼疮病史，也不能排除狼疮脑病的可能性。患者的血小板轻度下降，但不符合血栓性血小板减少性紫癜的五联征标准（包括微血管病性溶血性贫血、血小板减少、神经系统症状和体征、肾损害和发热）。

76. ABCDEFG 由于患者有系统性红斑狼疮病史及中枢神经系统感染的可能，所以以上检查均需进行。

77. CD 导致脑膜炎的革兰阳性杆菌提示为产单核细胞李斯特菌感染，该菌缺乏头孢类结合蛋白，所有头孢类抗生素对该菌治疗无效。其他药物均可以。

78. ABCDEF 患者为李斯特菌感染，李斯特菌感染的特点：①病原体：李斯特菌属于革兰阳性菌，能够在环境中生存和繁殖，对温度适应性强。②感染途径：人类主要通过食入受污染的食物或饮用未经消毒的牛奶、果汁等感染。③潜伏期：通常为 1~4 周，最长可达 10 周左右。④临床表现：李斯特菌感染的表现多种多样，从无症状感染到严重的播散性感染。常见的症状包括发热、乏力、头痛、肌肉疼痛、恶心、呕吐、腹泻等。⑤高危人群：孕妇、老年人、免疫系统受损者及新生儿等高危人群容易感染李斯特菌，并有可能引起更严重的并发症。

79. ACDEFH 该患者突然出现发热症状，主要表现为呼吸道问题。从病史和身体检查结果来看，考虑到是下呼吸道感染的可能性比较大。为了进一步确诊，需要完善血常规、降钙素原以及进行胸部 X 片等检查。此外，还需要将下呼吸道感染

与心血管疾病进行鉴别诊断，并做好相应的心电图、血电解质等检查工作。另外，血气分析可以评估血液中的氧气和二氧化碳水平，帮助判断是否存在呼吸功能异常。

80. D 患者的胸部 X 线片检查结果符合肺部感染的诊断。

81. ACDEF 为明确病原体，下一步宜继续完善血清抗体和痰液细菌学检查，可行病毒检测以排除病毒性肺炎的可能。患者有胸闷，需完善胸部 CT 检查以助诊治，同时也要监测血氧饱和度、生命体征变化。其中 F 为关键选项。

82. ABCD 可依据《中国成人社区获得性肺炎诊断和治疗指南（2016 年版）》选取相应的抗生素进行治疗，如果能明确病原体则可更有针对性地选择治疗方案，患者体温正常，仍需观察肺部体征、生命体征、血常规变化等情况判断肺炎治疗是否平稳。另外，原有呼吸系统疾病或缺氧明显者应给予适当氧疗。

83. ACD 口服有机磷农药中毒者用 2% 碳酸氢钠溶液（美曲磷脂忌用）或 1：5000 高锰酸钾溶液（对硫磷、乐果忌用），毒物品种不清的也可用温清水洗胃，直到洗出液清亮无大蒜味为止，最好保留胃管，间隔 2 小时左右可多次重复洗胃，当然洗胃液量要比第 1 次少得多。

84. D 抗胆碱药通过阻断乙酰胆碱的 M 样作用，减轻或消除毒物所引起的毒蕈碱样症状，对抗有机磷中毒所致的呼吸中枢抑制、肺水肿、循环衰竭。

85. BCDFGH 毒蕈碱样症状又称 M 样症状，是急性有机磷杀虫剂中毒时最早出现的一组症状，其临床特征表现为副交感神经末梢过度兴奋，导致平滑肌痉挛和腺体分泌增加。患者先出现恶心、呕吐、腹痛、多汗，然后出现流泪、流涕、流涎、腹泻、尿频、大小便失禁、心率减慢和瞳

孔缩小等症状。同时还可能出现支气管痉挛和分泌物增加、咳嗽、气急等症状，严重者可能引起肺水肿。在临床上，消化系统症状是最早出现的。

86. D 阿托品停药时宜逐渐减量延长给药时间，可以由静脉改肌内注射或皮下注射，再改口服，直到全血胆碱酯酶活性达正常的60%以上，临床症状及体征消失才可停药。

87. C 急性有机磷中毒是一种严重的急性中毒，主要通过抑制胆碱酯酶活性来发挥毒性作用。该病的主要症状和体征包括肌肉抽搐、流涎、昏迷、呼吸困难等，导致患者最终死亡的原因常常是呼吸衰竭。

88. ABDEGHL 患者入院后应该进行常规检查以明确诊断和评估病情的严重程度，心电图可以检测到心脏的电生理活动，帮助诊断心脏病变；血气分析可以评估氧合状态、酸碱平衡等参数，帮助判断是否存在呼吸功能不全；胸部X线片可以初步检测肺部有无异常改变；超声心动图可以检测心脏结构和功能，诊断瓣膜病变、心脏扩大、心包积液等问题；电解质检查可以了解体内电解质水平和酸碱平衡情况；脑钠肽（BNP）是一种心脏激素，检测其水平可以初步评估心力衰竭的程度；心肌损伤标志物，如肌钙蛋白I（cTnI）、肌红蛋白（CK－MB）等可以评估心肌损伤的程度。C、F、I、J和K选项不是患者当前情况下首要的检查内容，因此不应该作为常规检查项目。

89. ADEFJL 通过超声心动图的典型表现提示梗阻性肥厚型心肌病，应结合辅助检查和既往史进行全面诊断。

90. E 考虑为梗阻性肥厚型心肌病，心导管检查可以提供详细的心脏血流动力学信息，评估冠状动脉供血情况，并排除其他潜在病因。

91. AFHI 在药物治疗中，如果使用洋地黄、β受体激动剂等增强心肌收缩力的药物或者硝酸甘油等减轻心脏负荷的药物会导致左心室流出道梗阻加重，因此应尽量避免使用。相反，使用β受体拮抗剂可以减弱心肌收缩，从而减轻流出道梗阻，减少心肌氧耗，增加舒张期心室扩张，并且还能减慢心率、增加心搏量。钙通道阻滞剂具有负性肌力作用，可以减弱心肌收缩，同时也能改善心肌顺应性，有利于舒张功能。对于持续时间不详并且未抗凝的心房颤动患者，不建议使用胺碘酮进行转复治疗。

92. ACDE 在药物治疗效果不好的情况下，可考虑上述4个选项。

93. E 根据病史可知患者为破伤风，是因革兰阳性厌氧芽孢杆菌感染导致。

94. D 破伤风最先累及的肌肉是咀嚼肌，其次为面部表情肌、颈、背、腹、四肢肌，最后为膈肌。

95. C 破伤风是由破伤风杆菌引起的急性传染病，主要通过伤口感染传播。破伤风毒素作用于中枢神经系统，可导致强直性痉挛，最大威胁就是持续的呼吸肌痉挛。患者全身肌肉均可受累，包括咀嚼肌、面部肌肉、颈肌、背部肌肉和四肢肌肉等。严重时会发生呼吸麻痹、心血管功能衰竭等危及生命的情况。因此，在治疗破伤风时应尽早使用抗破伤风毒素。

96. ABCDEFG 破伤风是由破伤风杆菌引起的传染病。患者入院后应住隔离病室，避免光、声等刺激，减少痉挛发作。同时可以交替使用镇静、解痉药物来缓解痉挛和疼痛。使用破伤风抗毒素的目的是中和游离的毒素，并清创伤口，彻底清除坏死组织、异物等，促进愈合。伤口清创后不必缝合包扎，抗生素可用于控制细菌感染。患者因不断阵发痉挛而出汗多，每日消耗热量和水分较多，因此要十分注意营养补充和水、电解质平衡的调整，并加强护理，以预防并发症的发生。

97. E 80%的心搏骤停由冠状动脉疾病导致，该患者既往有情绪激动和劳动后胸闷病史，此次胸痛来诊，考虑冠状动脉粥样硬化性心脏病所致心搏骤停的可能性大。

98. ABCDEFG 在处理心搏骤停患者时，建立有效的血液循环和气道是至关重要的。药物辅助治疗也是复苏成功的关键，包括胸外心脏按压、开通气道、人工通气、肾上腺素静脉推注、心电监护及电除颤等措施。同时，还需要完善心电图、抽血查血常规、肝肾功能、凝血功能、肌钙蛋白等检查，以全面评估患者情况。对于心室颤动的患者，应及时进行电除颤治疗。这些措施的及时、恰当和合理选择，对于心搏骤停患者的救治具有重要意义。

99. ABCEG 复苏有效的指标：①能触及大动脉搏动或收缩压 > 60mmHg；②被抢救者面色、口唇、指甲床及皮肤颜色由发绀转为红润；③扩大的瞳孔逐渐回缩或出现睫毛反射；④呼吸状态改善或出现自主呼吸；⑤昏迷逐渐变浅或出现挣扎。

100. DEF 该患者的心电图和心肌酶学检查结果显示急性心肌梗死。治疗原则为在维持生命体征平稳的基础上，尽快恢复心肌血液供应。主要治疗措施包括使用抗血小板、抗缺血和抗凝药物，以及进行血运重建治疗。血运重建治疗分为两种方法：溶栓和冠状动脉介入治疗。

全真模拟试卷（三）答案解析

一、单选题

1. A 急诊临床思维的重点在于迅速识别和处理危及患者生命的情况，如心脏骤停、呼吸衰竭、休克等急危重症。这些情况需要立即进行有效的治疗和救援措施，以确保患者的生命安全。在此基础上，可以逐步进行全面的病情评估和制定治疗计划，但必须始终将患者生命安全放在第一位。选项 B、C、D、E 虽然也是急诊救治的重要内容，但不是其主要重点。

2. C 短暂性脑缺血发作（TIA）是指脑部供血暂时不足所引起的短暂性神经系统功能障碍，而没有出现脑组织死亡或坏死的表现。发作时间一般在几分钟到 1 小时之间，最多不超过 24 小时，但通常在数小时内就完全恢复了。其临床表现具有多样性和可逆性，如突然出现面部、手臂、腿部等的单侧麻木、无力、失语、视物模糊、眩晕等，可伴有轻微头痛或目眩。由于症状持续时间短暂，因此容易被忽略或误诊。

3. C 对于评价气管插管的难易程度，国际上目前通用的方法是"LEMON"法。

4. C 环甲膜穿刺针的留置时间不宜过长，一般不超过 24 小时。留置穿刺针时间过长会引起细菌逆行感染，出现严重并发症。

5. D 大多数急性梗阻性化脓性胆管炎患者都有胆道疾病史。患者通常突然出现剑突下或右上腹的酸痛或绞痛，并伴有寒战、高热、恶心和呕吐。病情常迅速加重，有时在未出现黄疸的情况下，患者已经出现神志淡漠、嗜睡和昏迷等症状。如果没有得到及时有效的治疗，患者可能会出现全身发绀、低血压休克，并发急性呼吸衰竭和急性肾衰竭，严重者甚至在短时间内死亡。此外，患者体温通常高达 40℃以上，脉率每分钟 120～140 次，血压降低，呼吸浅快。体检可见剑突下压痛、肌紧张、肝大、肝区叩击痛，有时可触及肿大的胆囊。化验检查显示白细胞、中性粒细胞和胆红素均明显升高，多数患者出现代谢性酸中毒，血氧分压明显下降。

6. A 急性发热的病因分为急性感染性发热与非感染性发热。其中前者最多见，如细菌、病毒引起的呼吸道、消化道、尿路和皮肤感染等；后者主要由变态反应性疾病如药物热、结缔组织病、肿瘤及代谢疾病引起。

7. D 十二指肠溃疡的腹痛特点多是饥饿痛，夜间痛。

8. D 老年男性患者，亚急性病程，主要表现为发热、咳嗽伴咯血，胸片可见双肺粟粒样改变，所以诊断考虑粟粒性肺结核。

9. C 患者存在典型的转移性右下腹痛及阑尾区压痛，因此考虑急性阑尾炎。消化道穿孔的体格检查示板状腹，立位腹平片可明确诊断。其余选项不符合转移性右下腹痛的表现。

10. A 丛集性头痛急性发作时首选的治疗措施为吸氧，最好纯氧，6～8L/min，10～15 分钟。

11. B 脑栓塞起病急骤，有栓子来源心房颤动者多无前驱症状，常在数秒内病情达高峰，主要表现是偏瘫、偏深感觉障碍及偏盲，优势半球有各种类型的失语。

12. C 抗癫痫药物治疗的目标是有效遏制或减少癫痫发作，提高生活质量。药物治疗应该根据患者的具体情况和癫痫类型进行个体化选择，但总的原则是长期、规则用药。具体来说，应该选择合适的药物种类和剂量，坚持定时用药，避免漏服和过量用药，同时监测血药浓度和不良反应。选用抗癫痫药物时，应优先选择单一药物治疗，如果单一药物效果不佳，再考虑联合使用其他药物。同时，在治疗过程中应该注意逐渐减少用药量和次数，观察是否会引起癫痫复发。

13. A 由于该患者出现了低血压和心动过速的症状，需要立即进行静脉快速补液，保持血容量，维持血流灌注。等渗盐水或林格液都可，但一定要避免使用高渗或低渗液体。同时，应对患者进行监护，密切观察其生命体征的变化，以便及时调整治疗方案。

14. E 意识障碍是指意识状态的改变，包括意识清晰度的降低或丧失。常见的病因包括低血糖、休克、脑卒中和药物过量。这些病因可以导致脑部供血不足、脑缺氧、脑损伤或神经递质紊乱，从而引起意识障碍。然而，二尖瓣狭窄是一种心脏病，主要影响心脏的瓣膜功能，可能导致心脏功能不全和心脏衰竭，但通常不会直接影响大脑功能和意识状态。

15. C 等渗性缺水是指机体失去了等量的水和 Na^+，此时为维持血容量或血压稳定，需要给予等渗的液体来纠正缺水状态。然而，如果大量输入生理盐水（0.9% 氯化钠溶液），就会出现高氯性酸中毒的问题。生理盐水中的氯离子含量较高，输入后易使血内阴离子间隙增加，导致代谢性酸中毒，并且由于生理盐水中无缺水所需的其他电解质，如 K^+、Ca^{2+} 等，

因此在输液过程中这些元素的浓度可能降低，进一步导致其他的代谢紊乱。因此，在给予等渗性缺水患者输液治疗时，应该按照具体情况选择合适的液体种类和剂量，避免过度纠正水分和电解质失衡。

16. C Sepsis 3.0 定义：由于机体对感染的反应失控引起的致命性器官功能障碍。

17. E 《全球哮喘防治倡议》（GINA）明确指出支气管哮喘目前只能控制发作，不能治愈。

18. E DCM 为扩张型心肌病，是混合性原发性心肌病，病毒感染是其重要的发病原因，以心腔扩张为主，室壁多变薄，纤维瘢痕形成，且常伴有附壁血栓，易发生栓塞或猝死；心电图可有心房颤动、传导阻滞等各种心律失常表现，少数可见病理性 Q 波，其部位多在前间隔，可能为间隔纤维化所致，但病理性 Q 波不是 DCM 特征性表现；起病缓慢，多在临床症状明显时就诊，可于成年人中发病。A、C、D 为肥厚型心肌病的特点。

19. E 肺血管造影是肺栓塞诊断的最佳方法，敏感性 98%，特异性 95% ~ 98%，是诊断肺栓塞的"金标准"，为有创检查，可能发生严重的甚至致命的并发症，应严格掌握适应证。

20. C 窦性心律不齐指心率快慢不同，节律不整，在同一导联上的 P - P 间期大于 0.12 秒。

21. A 主动脉瓣狭窄患者最重要的体征为主动脉瓣听诊区（胸骨右缘第 2 肋间）闻及收缩期粗糙喷射性杂音。

22. E 高血糖高渗状态的诊断标准为：①血糖 ≥ 33.3mmol/L；②血浆渗透压 ≥ 320mmol/L；③血清 $[HCO_3^-]$ ≥ 15mmol/L 或者动脉血 pH ≥ 7.3；④尿糖呈强阳性，而血酮体及尿酮体为阴性或为弱

阳性；⑤血钠升高在155mmol/L以上。

23. C 临床上导致肺栓塞最常见的栓子来源于下肢深静脉和盆腔静脉。

24. D 结合患者的症状、体征考虑诊断为在高血压基础上出现了心力衰竭，临床最恰当的处理是降低心脏前后负荷，必要时给予强心治疗，因此，最恰当的组合是硝普钠降低心脏的后负荷，利尿剂降低心脏的前负荷。

25. D 艾司洛尔不可用于尖端扭转型室性心动过速。

二、多选题

26. ABDE 急诊医疗体系包括四个环节：医院前的救护、到达急诊科后的处理、重症监护病房的加强护理和转运途中的监护。普通病房的护理不属于急诊医疗体系的范畴。

27. ABCDE 意识障碍是指人对周围环境及自身状态的识别和觉察能力出现障碍。多由于高级神经中枢功能活动受损引起，可表现为嗜睡、意识模糊、昏睡和谵妄，严重的意识障碍为昏迷。

28. ABCE 回归热的发热较剧，可呈稽留热或弛张热，常伴随头痛、四肢肌肉及关节疼痛、恶心、呕吐等症状，肌肉稍加触压即疼痛。而支气管炎则表现为咳嗽、咳痰、胸痛等，肺部体征明显，咳嗽剧烈时常伴有恶心、呕吐及胸部、腹部肌肉疼痛。因此，回归热和支气管炎在临床表现上有一定的区别。

29. BCD 对于肝硬化急性上消化道大出血患者，经药物治疗和三腔二囊管压迫止血后，若胃管抽吸无血液，血红蛋白水平稳定，在出血停止24小时之后，应在放气状态下再观察24小时，若没有再出血时方可拔管。拔管时，先放出食管囊的气体，再放出胃气囊的气体，然后口服20～30ml液状石蜡，随后将管缓慢退出，防止

损伤黏膜。患者应侧卧或者头部侧转，便于吐出唾液，将患者咽喉部的分泌物吸尽，保持口腔清洁，避免发生口腔感染及吸入性肺炎。选项E，TIPS是治疗门静脉高压和难治性腹水等疾病的一种方法。

30. ACDE 发生急性胰腺炎时，多数患者有血、尿淀粉酶的改变，血淀粉酶 >500U/dL 或尿淀粉酶 >300U/dL（索氏法）有诊断意义；尿淀粉酶增高迟于血清淀粉酶。血、尿淀粉酶的高低同病变轻重不一定成正比，发生急性坏死性胰腺炎时，血、尿淀粉酶不一定增高。

31. ABCDE 患者存在头痛、发热3天，有呕吐、神志不清，浅昏迷，肌张力稍高，双侧腱反射消失等症状，考虑脑膜炎颅内高压，应严格卧床休息、禁食或少量流质饮食，严密观察生命体征及便血情况，用甘露醇脱水降颅压，大剂量青霉素抗感染治疗。

32. ABCD 阿托品的使用原则是及时、足量、重复给药，直至达到阿托品化。它可以有效地控制有机磷农药中毒时出现的毒蕈碱样症状和中枢神经症状。中、重度中毒患者需合用胆碱酯酶复能剂。

33. ABD 致命性快速性心律失常是心脏性猝死的最主要因素，如室颤、室速等。确定心室颤动后应该先进行除颤，而非立即植入临时起搏器。E选项，首先应该迅速抢救，开展心肺复苏等急救措施。

34. BC 肾上腺素可用于经过一次电击后未复律的心室颤动和无脉搏性室速。在经过两次电击后仍持续心室颤动时，考虑给予胺碘酮，维持静脉输注。

35. BCE 溶栓治疗再通的判断标准有直接标准和间接标准，直接标准是根据冠状动脉造影观察血管的再通情况，直接判断血管是否再通。间接标准主要包括：①心电图（ECG）ST段抬高：梗死时心肌

缺血、缺氧导致 ECG 表现为 ST 段抬高，当溶栓药物起效后，梗死区域的供血得到改善，ST 段抬高会逐渐下降。若在治疗后 3 小时内 ST 段回降幅度达到 50% 以上，则可判定为溶栓再通。②溶栓治疗后，部分患者症状迅速好转，如胸痛、呼吸困难等症状消失或明显减轻，说明血流再通；③2 小时内出现再灌注心律失常；④血清 CK－MB 酶峰提前出现。在不能直接造影的情况下，通过上述标准来间接判断血栓是否溶解，血管是否再通。

36. ABCDE 晕厥和癫痫的鉴别点：①前驱症状：晕厥通常有明显的前驱症状，如恶心、呕吐、腹部不适、出冷汗、头晕、视物模糊等，而癫痫发作前一般没有这些症状；②肌肉阵挛：癫痫发作所致的意识丧失多伴随强直－阵挛性发作，持续时间较长，多超过 15 秒以上，而晕厥则不会有这样的肌肉阵挛表现；③运动异常表现：晕厥可因脑部缺氧引起短暂而不规则的四肢远端肌肉抽动，多在 15 秒内，而癫痫发作后可能会有更长时间的抽搐或其他运动异常表现；④意识丧失时间：癫痫发作后意识丧失时间较长，且多数伴有全身肌肉酸痛等症状，而晕厥发作后意识混乱时间比较短，一般不会有全身肌肉酸痛等表现。因此，在鉴别晕厥和癫痫发作时，需要结合患者的临床表现、病史和辅助检查等多方面信息进行综合分析，以确保正确诊断和治疗。

37. BCDE 脑出血急性期治疗的目的是挽救患者的生命，预防各种并发症，防止再出血，使患者顺利度过急性期。①保持安静和卧床休息：尽量减少不必要的搬动，最好就近治疗。②保持呼吸道通畅：松解衣领，取下义齿。侧卧位较好，便于口腔分泌物自行流出和防止舌后坠。③保持营养和水、电解质平衡：对清醒且无呕吐者，可试进流食；意识不清者，3～5 日后病情较平稳时可鼻饲；有呕吐的患者应禁食，经静脉补充营养和维持水、电解质平衡，以防止病情加剧。④治疗脑水肿，降低颅内压：常用药物有 20% 甘露醇、25% 山梨醇或甘油果糖。⑤调整血压：脑出血患者不要急于降血压，因为脑出血后的血压升高是对颅内压升高的一种反射性自我调节，应先降颅内压后，再根据血压情况决定是否进行降血压治疗。血压 > 220/110 mmHg 时，在降颅压的同时可慎重平稳降血压治疗，使血压维持在略高于发病前水平或 180/105mmHg 左右；收缩压为 170～220mmHg 或舒张压为 100～110mmHg 时，暂时不用降压药，先脱水降颅压，并严密观察血压情况，必要时再用降压药。血压降低幅度不宜过大，否则可能造成脑低灌注。⑥防治并发症：昏迷患者常发生肺部感染，不翻身容易发生压疮及关节强直。对于重症患者，早期给予抗生素以预防肺部感染；如有感染发生，给予足量有效的抗生素治疗。⑦止血药：高血压性脑出血多在短期内自行停止，复发不常见，止血药对脑出血无效，通常无须应用止血药物。若有凝血障碍或合并消化道出血时可应用，一般不超过 1 周。常用酚磺乙胺、甲萘醌亚硫酸氢钠（维生素 K3）、醋酸甲萘氢醌（维生素 K4）、氨基己酸、氨甲环酸及血凝酶等。

38. ABCDE 急性细菌性脑膜炎又称为化脓性脑膜炎，系小儿时期抵抗力差，血－脑屏障功能差，细菌易于侵犯神经系统而引起的中枢神经系统感染性疾病。其临床特点有发热、头痛、呕吐、烦躁不安、惊厥、昏迷、嗜睡、前囟隆起、颈项强直，并有化脓性脑脊液变化。颅内常见并发症包括：硬膜下积液，脑室管膜炎，硬膜下脓肿，脑脓肿，脑梗死，脑积水等。

39. ABCE 重症系统性红斑狼疮的治疗包括甲泼尼龙冲击、大剂量糖皮质激素，也可应用免疫抑制剂如环磷酰胺、甲氨蝶呤等，还可以注射大剂量免疫球蛋白、血浆置换、造血干细胞或间充质干细胞移植。

40. ABCE 异位妊娠时盆腔有包块，伴有 hCG 阳性；若异位妊娠破裂，可伴有腹膜刺激征；患者可以出现 A－S 反应。

41. AE 狂犬病暴露后的处置包括肥皂水和流动清水冲洗至少 15 分钟以及上臂三角肌接种狂犬病疫苗。

42. ABCD 鼠疫易感人群包括鼠疫自然疫源地居住的人群、进入疫区的人群、从事动物屠宰、皮毛运输的人群和从事相关科研的人群。

43. ABD 第 5～7 天坏死区破溃，出现浅小溃疡，血样分泌物，形成特征性的黑色干痂，痂下为肉芽组织；恶性水肿型的全身毒血症明显，可造成循环衰竭而死亡。

44. ABCE D 项不是甲状腺危象的突出临床表现。甲状腺危象是一种由于甲状腺激素水平骤增而导致的急性代谢性疾病，常见的临床表现有高热（可达 40℃ 以上）、心率明显加快、大汗淋漓、情况恶化后可出现神志不清等表现。此外，甲状腺危象还可伴有肝功能异常、呼吸困难、恶心、呕吐、腹泻等表现。

45. ABCDE 急性呼吸窘迫综合征（ARDS）患者检查的目的主要包括：①诊断与鉴别诊断：通过对患者的临床表现、病史、影像学和实验室检查等方面进行综合分析，明确患者是否患有 ARDS，排除其他可能的疾病。②治疗监测：对治疗效果进行监测，随时调整治疗方案，以达到最佳的治疗效果。③指导治疗：根据检查结果，制定出科学合理的治疗方案，指导具体治疗过程。④评估危重程度：通过一系列检查手段，评估患者的病情严重程度，为临床医生提供参考依据，判断病情变化。⑤预后评测：通过对患者的检查结果进行分析，预测患者的病情发展趋势，帮助医生和患者及家属作出更加合理的决策。

46. BCD 膈下游离气体一般考虑消化道空腔脏器穿孔以及腹腔术后。阑尾穿孔通常见不到膈下游离气体，由于阑尾腔较细，所含气体较少，况且阑尾发炎后肿胀会造成管腔更细，因此肠道内的气体不易进入腹膜腔。但临床上也偶见较严重的坏疽性阑尾炎导致膈下游离气体的出现，此类患者极容易误诊。

47. ABCDE 支气管哮喘是一种慢性炎症性疾病，参与其发病机制的细胞包括：①嗜酸性粒细胞：是哮喘炎症反应中的重要组成部分，释放出多种炎性介质如组胺等，导致支气管平滑肌收缩和黏液分泌增加。②淋巴细胞：主要包括 T 淋巴细胞和 B 淋巴细胞，T 淋巴细胞参与细胞免疫调节过程，B 淋巴细胞可产生抗体。这些细胞在哮喘的免疫炎症反应中起着重要作用。③支气管上皮细胞：是支气管管壁内最外层的细胞，可以分泌黏液，清除异物和微生物感染，并与其他免疫细胞相互作用，参与哮喘炎症反应的调控。④支气管平滑肌细胞：是支气管管壁中的重要细胞类型之一，其收缩和增生是哮喘发病机制中的重要环节。⑤中性粒细胞：中性粒细胞也可参与哮喘炎症反应，但在发病机制中作用相对较小。

48. BCDE 休克失代偿期是指患者在缺氧和组织灌注不足的情况下，机体已经无法通过自身的代偿机制来维持生命活动。此时出现了严重的循环衰竭和组织灌注不足。BCDE 均属于常见的临床表现。需要及时采取措施，加强治疗，以避免病情的进一步恶化。

三、共用题干单选题

49. B 根据 SOFA 评分表内容，行 SOFA 评分时须评估呼吸（氧合指数）、血液（血小板）、肝脏（胆红素）、循环（平均动脉压、多巴胺、多巴酚丁胺、肾上腺素、去甲肾上腺素）、神经（GCS）以及肾脏（肌酐、尿量）的情况。

50. A 根据拯救脓毒症运动小组制定的 1 小时 Bundles 内容，患者须测量乳酸水平，当初始乳酸水平 >2mmol/L 时即需要重复测量。

51. B 根据《拯救脓毒症运动 - 2021 年脓毒症和脓毒症休克管理国际指南》内容，对于脓毒症休克患者（成人），建议首选去甲肾上腺素作为升压药物。

52. D 患者出现左侧瞳孔散大，考虑可能出现了脑疝。但是头部 CT 扫描显示的是左侧颞叶硬膜外血肿，因此考虑小脑幕切迹疝。小脑幕切迹疝是一种颞叶疝，其特征为颞叶海马回和沟回通过小脑幕切迹移位到幕下；而小脑扁桃体疝则是指小脑扁桃体及延髓经过枕骨大孔推入椎管内的情况。

53. A 小脑幕切迹疝：早期会出现患侧瞳孔逐渐散大，呼吸骤停发生较晚；而小脑扁桃体疝表现为双侧瞳孔忽大忽小、大小多变，呼吸骤停发生较早。

54. C 脑疝患者的急救处理首选 20% 甘露醇，快速静脉滴注，然后再根据病情决定是否手术治疗。

55. A 有机磷中毒 24 小时内须进行洗胃，特别是重度中毒患者。首选碳酸氢钠溶液，毒物品种不清，可选用温清水，乐果禁用高锰酸钾溶液洗胃。

56. E 阿托品是非选择性 M 受体拮抗剂，阿托品化以后患者会出现颜面潮红、皮肤干燥、口腔分泌物减少、肺部啰音消失、心率加快、瞳孔扩大。

57. C 患者发热伴意识障碍，体温达 40.1℃，心率明显增快，甲状腺功能提示甲亢，可初步诊断为甲状腺危象。

58. D 根据患者的临床表现和实验室检查结果考虑甲状腺危象。甲状腺危象是一种威胁生命的甲状腺功能失调状态，常见于原有甲亢或未诊断的甲亢患者，也可发生在基础代谢率正常的甲减患者。治疗甲状腺危象的关键是迅速降温、降低甲状腺激素水平和支持治疗。糖皮质激素是甲状腺危象的重要治疗药物，可以抑制外周转化甲状腺激素作用，同时可以提高心肌收缩力，增加心输出量，降低周围血管阻力等。其他治疗措施不适合或不够有效。

59. C 患者为收缩功能不全性心力衰竭，射血分数严重下降。新发房颤，血压目前尚可，可考虑转复，首选胺碘酮。Ⅰ C 类及Ⅰ B 类抗心律失常药物不合适，另外频率控制不作首选，所以洋地黄类及 β 受体拮抗剂不作首选，后者因负性肌力作用，会加重心衰。

60. E 胺碘酮是Ⅲ类抗心律失常药物，通过影响钾离子内流，延长动作电位时间，从而终止折返，发挥抗心律失常作用。通常用糖水稀释，首剂可 150mg，10 分钟内缓慢推注；转复后，前 6 小时以 1mg/min 剂量维持，后 18 小时以 0.5mg/min 剂量维持，一天最大剂量不超过 2g。

61. D 自发性气胸分为原发性与继发性，其中后者常见于有基础肺疾病的患者，由于病变导致细支气管不完全阻塞，形成肺大疱破裂，可表现为胸痛、咳嗽等症状。查体可见患侧呼吸音减低或消失。

62. C 首选胸部 X 线检查。氧饱和度、血气分析用于患者病情的评估。

63. E 代酸时代偿性排出 CO_2 增多，因此呼吸深而快。

64. A 酸中毒时 pH <7.35。

65. C 发生代谢性酸中毒时可给予碳酸氢钠。

四、案例分析题

66. B 硫化氢为无色而有类似臭鸡蛋气味的气体，经呼吸道进入机体，主要影响细胞氧化过程，造成组织缺氧。应当立即使患者脱离现场至空气新鲜处。有条件时应立即给予吸氧。对呼吸或者心搏骤停者，应立即施行心肺脑复苏术。

67. ABDEFG 高压氧治疗对加速昏迷者复苏及防治脑水肿有重要作用。昏迷患者，不论是否已复苏，都应尽快给予高压氧治疗，但是需配合综合治疗。中毒症状明显者需早期、足量、短程给予糖皮质激素，有利于防治脑水肿、肺水肿、晕厥、心肌损害。有眼刺激症状者，立即用清水冲洗，对症处理。呼吸道刺激患者可用5%碳酸氢钠溶液喷雾吸入，由于呼吸道肿胀狭窄而发生呼吸困难时，可静脉滴注氨茶碱及氢化可的松。有支气管炎或者肺炎时应用抗生素治疗；血压降低时，可用多巴胺或间羟胺。细胞色素C在临床上用于各种组织缺氧急救的辅助治疗，如一氧化碳中毒、催眠药中毒、氰化物中毒、严重休克期缺氧、新生儿窒息、脑血管意外、脑震荡后遗症、麻醉及肺部疾病导致的呼吸困难和各种心脏疾患导致的心肌缺氧。谷胱甘肽、半胱氨酸有解毒作用。高热昏迷时行冬眠疗法，使机体处于冬眠状态（如类似过冬的青蛙等动物），以降低代谢、减轻细胞耗氧、改善微循环，从而使细胞免遭严重损害，为其原发病的治疗争取了时间，提供了前提。

68. F 昏迷时间较久者，同时可发生细支气管肺炎和肺水肿、脑水肿；吸入极高浓度时，可立即猝死；严重中毒病例经抢救恢复之后，部分患者可能会留有后遗症；高压氧治疗能够有效改善机体的缺氧状态；吸入高浓度时，表现为中枢神经系统症状及窒息。呼吸道刺激患者可用5%碳酸氢钠溶液喷雾吸入，由于呼吸道肿胀狭窄而发生呼吸困难时，可静脉滴注氨茶碱和氢化可的松。

69. ABDEF 在一定剂量范围内，小部分可以以原形的形式随呼出气体排出体外，大部分则被氧化生成无毒的物质排出体外；来不及代谢及排出体外的气体是有害的，可导致组织细胞内窒息、缺氧；吸入极高浓度时，可直接麻痹呼吸中枢，导致闪电式中毒死亡。硫化氢同黏膜上的水分接触后很快溶解，和钠离子结合成硫化钠，对眼及呼吸道黏膜产生强烈的刺激作用，可造成眼炎甚至肺水肿。故不在体内蓄积。

70. ABDEF 患者为中年男性，且存在高血压病史，由于胸闷、胸痛就诊，持续时间较久。不排除急性冠脉综合征的可能。因此需要检测心电图及心肌酶。结合患者高血脂及大量吸烟史，胸闷、胸痛持续时间长，症状重，考虑急性心肌梗死的可能性大。为预备可能的抗凝及介入治疗，查血常规、凝血功能以及肾功能。

71. F 患者虽然有ST段抬高型心肌梗死表现，但对此的最佳治疗就是经皮冠状动脉介入（PCI）术。但在监测过程中发现左、右上肢血压不对称，不排除主动脉夹层造成急性心肌供血不足的可能，需要进一步完善CT血管造影（CTA）检查。未确诊之前暂缓抗血小板治疗及抗凝治疗。

72. BDE 患者出现胸痛，双侧上肢血压不等，既往有高血压病史，因此考虑主动脉夹层的可能性大。该病为临床急症，需要及时处理，需要明确诊断的同时积极控制血压。

73. AD 患者有紧急手术指征，为保证医疗安全，应请心外科急会诊，同时积极控制血压。

74. C Glasgow 昏迷评分表（GCS）如下所示：

Glasgow 昏迷评分表

项目	表现	评分
睁眼反应	自主睁眼	4
	呼唤睁眼	3
	刺痛睁眼	2
	无反应	1
言语反应	回答切题	5
	回答不切题	4
	只能说出单词	3
	说出不可理解的单词	2
	不能发音	1
运动反应	按照指令动作	6
	刺激时有定位	5
	刺激时有逃避反应	4
	刺激时有屈曲反应	3
	刺激时有过伸反应	2
	无反应	1

Glasgow 昏迷评分总分为 15 分，代表完全清醒；12 ~ 14 分为轻度意识障碍；9 ~ 11 分为中度意识障碍；3 ~ 8 分为重度意识障碍（重度意识障碍多呈昏迷状态，最低为 3 分，代表觉醒和知晓功能完全丧失）。

75. ABDEGH 患者入院后应进行的常规检查包括：基本生命体征检测、心电图、血糖和血气分析、肝肾功能、血电解质。冠状动脉造影主要用于检查冠心病的诊断和治疗，与患者当前的症状无关。血脂检测可能在某些情况下对患者进行全面评估是必要的，但不是针对该患者的急性情况。

76. C 低血糖是指成年人空腹血糖浓度 ≤ 2.8mmol/L。糖尿病患者血糖值 ≤ 3.9mmol/L 即可诊断低血糖。

77. BC 药物使用不当是导致低血糖发作的常见原因之一。患者在血糖控制不佳的情况下加用了格列吡酮，而未监测血糖，导致血糖降至 1.8mmol/L，引发低血

糖。进食不足也是导致低血糖发作的原因之一。患者在入院前一天进食不佳，导致血糖水平下降。因此，此患者低血糖发作应考虑的原因有药物使用不当和进食不足。

78. ABCFG 该患者出现间歇性腹痛、低热和黄疸，血常规和尿常规检查后明确感染情况和尿胆原、尿胆红素情况。肝功能测试显示肝酶和胆红素升高。入院前上腹部 CT 检查发现胆囊结石和胆总管结石，MRCP 进一步明确了胆道结石情况。考虑到患者的黄疸，既往有胆结石病史，以及上腹部 CT 检查明确有胆结石，因此消化性溃疡的检查不是必需的。由于该患者同时伴随着慢性胆囊炎和胆结石病史，上腹部疼痛提示可能存在与胆结石相关的胆管炎或胰腺炎，因此血尿淀粉酶检查是必须进行的。需要排除与胆道相关的肿瘤引起的腹痛并伴有黄疸，可以通过检查肿瘤标志物进行粗筛。PET/CT 是确定肿瘤诊断的一种方法，但由于当前患者已经明确存在胆道结石梗阻的因素，不建议进行此检查，而且其价格昂贵，非必需。

79. ACF 患者有间歇性腹痛伴黄疸，既往有胆结石病史，此次 MRCP 提示有肝外胆管多发结石，肝功能示 TBIL 与 DBIL 升高，DBIL/TBIL ≥ 60%，可诊断为梗阻性黄疸。肝细胞性黄疸也有 TBIL 与 DBIL 升高，但通常有肝炎或肝硬化病史，DBIL 升高没有梗阻性黄疸明显，通常 DBIL/TBIL ≥ 30%，该患者病史与胆红素情况均与之不符，因此不考虑。溶血性黄疸有贫血，有溶血因素存在，胆红素升高以非结合胆红素为主，可排除。消化性溃疡通常为节律性周期性腹痛，腹痛和饮食之间的关系具有明显的相关性，该患者间歇发作性腹痛后伴明显黄疸，胆红素升高，影像学提示有胆管结石，因此不考虑消化性溃疡。肝胆系统 B 超示脂肪肝，故诊断。

肝脓肿是多种微生物导致的肝脏化脓性病变，通常会出现肝区持续性疼痛，伴有不规律发热，部分患者可出现黄疸，但该患者腹痛为间歇发作性，腹痛特点与之不符，血常规感染指标增高不明显，同时腹部 CT 未见低密度病灶，故可排除。

80. AB 该患者进行了 MRCP 检查后排除了恶性黄疸，接受了术前消炎利胆、解痉、护肝和营养支持治疗。随着治疗的进行，血清胆红素和 CA19-9 水平明显下降，肝功能明显改善。这进一步表明，CA19-9 升高是由于胆道感染引起的。在充分的术前准备后，患者接受了胆囊切除、胆总管探查以及 T 管引流术。术中发现患者的胆囊肿大、壁增厚、炎性水肿，但胆囊内未见结石。胆总管直径约为 1cm，下段内有 2 枚结石，因此进行了胆囊切除、胆总管探查取石和 T 管引流术。

81. ABCDEF 术后需要密切观察各引流管的颜色和量，因为部分患者可能会出现胆漏。为防止胆汁停滞，需要保持腹腔引流管通畅。如果引流出胆汁的量逐渐减少，胆漏一般可以自行愈合。在拔除 T 管之前，常规进行胆道造影，以确认是否存在残余结石或胆道狭窄。如果发现有残余结石，可以通过 T 管窦道进行胆道镜取石。同时，需要注意不要过早拔除 T 管，否则可能导致胆漏并引起胆汁性腹膜炎。此外，胆道出血也是一种可能的术后并发症。出血原因可能是术中电灼伤或钛夹夹持不当导致假性动脉瘤形成，并在术后穿破到胆道；或者由于术中反复取石或强行将嵌顿石头捅入十二指肠，导致黏膜损伤出血；另外，放置 T 管管径太粗或感染腐蚀胆管壁也可能导致继发性胆道出血。

82. E 心室扑动和心室颤动是严重的心律失常，会导致心脏无法有效地泵血，丧失了正常的心脏功能。电复律治疗可以通过电击恢复心脏的正常节律，恢复心脏的有效收缩和泵血功能。在其他选项中，频发室性期前收缩、短阵成串室性心动过速、心房扑动、窦性心动过缓和窦性停搏都不会导致心脏停搏和血压为 0mmHg 的情况，因此不需要进行电复律治疗。

83. A 《2020 年 AHA 心肺复苏与心血管急救指南》推荐，心搏骤停一旦确诊须立即开展心肺复苏，心肺复苏步骤为 C—A—B，即首先进行心脏按压。原则是保证重要脏器及早恢复血供与氧供。

84. B 根据患者的临床表现，包括突然意识丧失和抽搐以及查体发现大动脉搏动消失、瞳孔散大、对光反射消失、听诊心音消失和血压为 0mmHg，可以考虑诊断为阿-斯综合征（Asystole）。阿-斯综合征指的是心源性的脑缺血综合征，指由于突发的、严重的、致命性的、快速的或缓慢的心律失常，造成心排血量骤减引起的脑缺血、神志丧失以及晕厥等症状。常见的症状有短暂的意识丧失、面色苍白或者发绀、血压下降、小便失禁、抽搐等。

85. A 患者心肺复苏后，心电图提示三度房室传导阻滞，此为临时心脏起搏器植入术的适应证。

86. ABCEF 心电图是观察是否有心脏疾病的必要检查；血气分析可评估氧气和二氧化碳浓度；心肌酶谱和 BNP 可帮助排除心力衰竭等疾病；胸部 X 线片可帮助明确肺部结构和异常；血常规和 CRP 是评估炎症反应和感染的指标。

87. C 支气管哮喘是一种慢性气道炎症性疾病，其特征是反复发作的咳嗽、喘息、胸闷和呼吸困难。患者在受凉后出现咳嗽、咳痰伴发热的症状，可能是一次感染引起的。尽管在治疗过程中症状有所缓解，但仍然存在间断反复发作的情况。在体格检查中，双肺呼吸音粗，可闻及呼气相哮鸣音，这是支气管哮喘的典型体征。其他体格检查结果和实验室检查结果并没有明显的异常。胸部 X 线片未见明显渗出，排除了其他疾病如肺结核、肺栓塞等的可能性。因此，根据患者的病史、临床表现和检查结果，最可能的临床诊断是支气管哮喘。

88. ABCFG 对于哮喘急性发作的患者，症状在短时间内可迅速加重，肺功能恶化，需要及时给予药物以控制症状。由于急性发作时程度轻重不一，所以需要识别并判断合并高危因素患者。β 受体激动剂的应用可快速舒张支气管平滑肌；激素可从多个环节抑制气道炎症；茶碱类药物除了具有舒张支气管平滑肌的作用外，还具有兴奋呼吸中枢和呼吸肌的作用；抗胆碱药与 β 受体激动剂联用有协同作用；而通过氧疗可直接纠正缺氧症状。

89. EF 肺功能测定有助于确诊支气管哮喘，也是评估哮喘控制程度的重要依据之一。哮喘发作时呈阻塞性通气改变，其第一秒用力呼气量（FEV_1）下降，通过吸入支气管扩张药，若 FEV_1 改善 >12%，且绝对值增加 >200ml，可诊断支气管哮喘。

90. ABCDEF 患者的血气分析提示高钾血症，应予以常规降钾治疗。

91. A 在心电监护显示出心室颤动时，需要立即对患者施行电除颤，以恢复心律。根据美国心脏协会（AHA）的指南，在心肺复苏期间，建议在发现可电击性心律异常（如心室颤动或无脉搏性室速）时立即进行电除颤。推荐使用双相波除颤器，首次能量为 200J，并尽快继续进行胸外按压和通气。因此，该患者应该立即进行双相波 200J 除颤，以尽快恢复心律。

92. E 患者目前无尿，仍有心力衰竭的表现，应考虑行床旁血液净化治疗。

93. BDF 患者心肌梗死诊断明确，结合临床表现及辅助检查，并发急性左侧心力衰竭与心源性休克。

94. ABCD 心源性休克的药物治疗包括无创机械通气以保证氧供、减轻心脏负担，镇静及镇痛，应用血管活性药物调整心脏前、后负荷，增加心输出量。

95. C 当心源性休克积极地应用药物治疗效果不明显或无效时，没有必要一味地增加正性肌力药物的剂量而错失治疗的机会，此时若有条件应使用心脏辅助循环装置，如 IABP。

96. ABCI 患者为饮酒进食后出现腹痛，根据现有临床资料首先考虑急腹症范畴。

97. C 如果患者出现典型的胸痛症状，并且心电图上 2~3 个相邻导联呈现 ST 段大于 0.1mV 上抬（或压低），或呈现新发左束支传导阻滞（LBBB），则可以诊断为 ST 段抬高型心肌梗死（STEMI）[或非 ST 段抬高型心肌梗死（NSTEMI）]。在这种情况下，应立即给予急救治疗，特别是 STEMI，应尽快准备急诊 PCI 或溶栓治疗。不应等待心肌酶学结果而延误治疗。根据题干，该患者出现了胸骨下段压榨样疼痛，Ⅱ、Ⅲ、aVF 导联 ST 段呈弓背向上型抬高，因此可考虑诊断为急性下壁 ST 段抬高型心肌梗死。

98. ABC 急性心肌梗死的溶栓适应证包括：①发病 12 小时以内，预期首次医疗接触（FMC）至 PCI 时间延迟 >120 分钟，无溶栓禁忌证；②发病 12~24 小时仍有进行性缺血性胸痛和至少 2 个胸前导联或肢体导联 ST 段抬高 >0.1mV，或血流动力学不稳定者，若无直接 PCI 条件，溶栓治疗是合理的；年龄≥75 岁为溶栓治疗相对禁忌证，故溶栓前需考虑年龄因素。

99. ADH 溶栓后 2~3 小时内出现室

性心律失常，首先考虑再灌注心律失常，急性心肌梗死合并室性心律失常时一般首选胺碘酮；由于无血流动力学紊乱，暂不考虑电复律治疗；心室晚电位是发生在心室电活动晚期的高频、低振幅的碎裂波，是由于缺血区心肌内缓慢而不规则的折返活动导致。急性心肌梗死患者在发病 1~4 周内若出现晚电位，则预示在 6~24 个月中，发生心脏性猝死及快速性室性心律失常的危险性增高。

100. BCFG 对于持续性心房颤动，需要进行干预性治疗。药物治疗可以控制心室率，但无法恢复窦性节律。在这种情况下，需要进行电复律。同步电复律是指利用同步触发装置在心动周期的绝对不应期中发放电流，从而避免诱发心室颤动。除心室颤动和无脉性室速外，在心房颤动患者中选择同步电复律。在电复律时，能量选择为双相波 120~200J。洋地黄类药物能增加心脏兴奋性，容易引起心室颤动，因此用洋地黄类药物治疗心力衰竭患者时，在电复律前需要停药，停药时间一般为 1~2 天。

全真模拟试卷（四）答案解析

一、单选题

1. B 格拉斯哥昏迷评分（GCS）是用于评估意识障碍患者神经系统功能的常用工具。该评分系统通过对患者的睁眼反应、言语反应和运动反应等方面进行评估，给出一个 3~15 分的综合评分。在急诊情况下，如果患者的 GCS 评分低于 12 分，则说明其存在较为明显的意识障碍，并有可能出现危及生命的状况。

2. E 气管切开的适应证包括：严重喉部阻塞、各种原因导致肺部痰液无法排出，以及咽喉部手术时。单纯慢性支气管炎不是气管切开的适应证。

3. C 中心静脉压是指右心房和胸腔内大静脉的血压，其大小取决于心脏射血能力和静脉回心血量之间的相互关系。当心脏射血能力减弱时，中心静脉压升高；另一方面，如果静脉回流速度加快，也会导致中心静脉压升高。

4. E 头痛，伴癫痫大发作，且头颅 CT 示右额顶叶有大片低密度区，右侧侧脑室受压变小，中线结构左移，强化后见外周有一环状增强影，提示脑脓肿的可能性大。

5. D 根据 X 线胸片提示，主动脉增宽，主动脉外形不规则，局部有隆起，可能是主动脉夹层。急性心肌梗死和心绞痛通常不会出现主动脉增宽和不规则形态。肺栓塞的影像学表现也不包括主动脉增宽。气胸在 X 线胸片上表现为肺组织减少和胸腔明显扩大。

6. B 夜间阵发性呼吸困难是指患者在夜间睡觉时突然出现气短和呼吸困难的表现。常见于心血管疾病，尤其是急性左心衰竭。此外，癔症、慢性阻塞性肺疾病和急性感染所致的败血症都不通常导致夜间阵发性呼吸困难，而对于急性脑血管病而言，也不是主要表现之一。

7. C 患者持续表现为窦性心动过缓，并且心室率低于 50 次/分，已出现心排血量不足的临床症状，应考虑植入永久起搏器。

8. D 患者有高血压病史，未规律治疗。此次腹部持续性疼痛，呈撕裂样，并向大腿根部放射，腹部 CT 提示腹主动脉瘤，体格检查提示血压低，可考虑腹主动脉夹层。

9. C 浅昏迷是指对强烈的痛觉刺激只能做出简单的肢体防御动作，失去自发言语和随意运动能力，对外界较强的刺激仍有反应。在浅昏迷状态下，脑干反射（如对光线的瞳孔反射、角膜反射和压眶反射）可存在，但反射反应可能迟钝；生理反射可以正常、减弱或消失，也可能出现病理反射。此外，患者的生命体征可能平稳或不稳定。

10. E 造成中毒的氰化物包括无机氰化物与有机氰化物两类，含氰甙的植物果实和根部及硝普钠均可导致氰化物中毒，CN^- 与呼吸链的终端酶（细胞色素氧化酶）中的 Fe^{3+} 结合使酶丧失活性导致细胞内呼吸中断，氰化物中毒后主要以损害中枢神经系统为主，同时可伴有心血管系统及呼吸系统等多系统受损的表现，而不是以心血管系统损害为主。

11. D 心肺复苏成功后，尽快实施早期重症监护以及目标温度管理，能够改善患者的神经学预后。其中，目标温度管理是指将体温降至正常值以下2℃~8℃，并维持36小时左右再缓慢升温，以减轻缺血再灌注损伤引起的细胞代谢紊乱和自由基产生，同时可以减少不可逆性神经系统损害的发生率。近年来的多项临床研究表明，将目标温度控制在33℃~36℃之间，可以获得最佳的神经学效果和生存率。

12. A 腹痛为内脏痛，其特点有：①主要靠C类纤维传导，疼痛持续时间长；②对伤害性刺激产生主观感觉，表现为不适或疼痛；③对刺激的部位分辨差；④对切割、烧灼不敏感，对牵拉、膨胀敏感；⑤出现牵涉性痛。

13. B 稽留热是指体温上升后即恒定地维持在39℃~40℃以上的高水平，达数天或数周，24小时体温波动范围不超过1℃。常见于大叶性肺炎、斑疹伤寒及伤寒高热期。B项中的"波动幅度大，24小时内体温波动范围超过2℃，且都在正常水平以上"是错误的表述。

14. C 急性心肌梗死并发持续性单形室性心动过速（SVT）伴心绞痛、肺水肿以及低血压（<90mmHg），应给予同步直流电复律，双相波电能量100~150J；SVT不伴上述情况，可首先给予药物治疗，如利多卡因50mg静脉注射，如果需要，可15~20分钟后重复给予。

15. A 糖尿病酮症酸中毒患者的治疗：①液体治疗：最初2小时内静脉输注生理盐水（浓度为0.9%的氯化钠溶液）1~2升，以后根据血压、心率、每小时尿量、末梢循环改善情况或者中心静脉压等来决定输液量及速度。从第2~6小时需要再补液1~2升，以后再逐渐减少至每8小时1升。如果存在高钠血症（血钠>150mmol/L），2小时后输注0.45%盐水

1升，输注速度为3~4ml/min。开始补液时，由于血糖很高，不能输注葡萄糖注射液，但当降低到13.9mmol/L左右时可使用5%葡萄糖注射液，并加入速效胰岛素（3~4g葡萄糖+1单位胰岛素）。同时，可以口服或经鼻饲管补充温开水（可占总补液量的1/3~1/2）。在第一个24小时内，需要补充丢失液总量的75%，为4~5升，严重者可达6~8升。维持尿量为30~60ml/h。根据治疗效果，可以根据体重和尿量的变化来判断液体治疗的效果，尿量恢复后减慢输注速度。如果血压仍然低下，可以考虑输注胶体溶液。②纠正电解质紊乱：若发现血钾<3.5mmol/L时，应优先补钾，当血钾升至3.5mmol/L时再开始胰岛素治疗。

16. C 甲状腺功能减退（甲减）是指甲状腺分泌的甲状腺激素水平降低所导致的一系列症状和体征。黏液性水肿是甲减的一种严重并发症，可能导致昏迷。甲减时，由于甲状腺功能减退，血清T_4水平降低。为了代偿，垂体会分泌更多的促甲状腺激素（TSH），导致血清TSH水平明显升高。在其他选项中，血清T_3水平降低和血清TSH水平明显降低不符合甲减的实验室指标改变。血清TSH水平测不出和血T_3水平测不出也不符合甲减的实验室指标改变。

17. E 加压包扎最常用。一般小动脉或者静脉损伤出血均可用此法，方法是先把灭菌纱布或敷料填塞或置于伤口上，外加纱布垫压，再通过绷带加压包扎，包扎的压力要均匀，范围应足够大，包扎后将患肢抬高，以增加静脉回流和减少出血，止血带通常用于四肢伤加压包扎无效的情况。

18. E GCS（格拉斯哥昏迷评分）是评估意识状态和神经系统功能的常用工具。

在急性酒精中毒患者中，GCS≤5 分表示患者意识严重受损，属于重度酒精中毒。酒精中毒可以导致严重的中枢神经系统抑制，甚至引起昏迷。出现重要脏器急性衰竭表现者不是中度酒精中毒，而是属于严重的酒精中毒情况，需要紧急的医疗干预和治疗。在某些情况下，如严重中毒或合并其他严重疾病时，血液净化治疗可能是必要的。对酒精中毒烦躁不安或过度兴奋者，可用小剂量地西泮，吗啡、氯丙嗪、巴比妥类镇静药避免使用。

19. C 应用肝素时应尽快使活化部分凝血活酶时间（APTT）达到并维持正常值的 1.5 ~ 2.5 倍。

20. C 根据患者的病史和临床表现，可以初步怀疑患者可能患有高血压急性左心衰竭。高血压急性左心衰竭是指由高血压引起的左心室功能急性衰竭，导致肺循环淤血和肺水肿。患者的病史中有高血压和冠心病病史，这些疾病本身就是左心衰竭的常见原因。患者的临床表现包括突发呼吸困难、不能平卧、双肺呼吸音粗、满布湿啰音等，这些症状和体征与肺水肿相符。因此血压控制药物首选硝普钠。

21. E 急性肾衰竭合并心力衰竭患者可能对利尿剂的反应很差，对洋地黄制剂疗效也差，扩血管治疗会进一步降低肾脏血流量，导致 AKI 加重。

22. B 流行性出血热（又称登革热）是由登革病毒引起的一种急性传染病。病毒感染后，常引起机体的全身炎症反应，导致毛细血管通透性增加和血容量减少，从而影响组织器官灌注和氧供，进而导致休克。弥散性血管内凝血也可能出现在该疾病的晚期，但不是引起休克的主要原因。退热药物引起的大汗和消化道出血虽然也可能引起失水和休克，但不是流行性出血热所致的原因。脑部金黄色葡萄球菌感染

释放的毒素可以引起中毒性休克，但不是流行性出血热所致的原因。

23. B 骨髓巨核细胞数增加伴成熟障碍是诊断原发免疫性血小板减少症（特发性血小板减少性紫癜）的重要依据，所以骨髓穿刺的目的是了解巨核细胞数量及有无成熟障碍。

24. C 肠系膜上动脉血栓表现为持续性腹痛阵发加重，大部分患者的血栓来源于心脏，比如心房颤动。患者腹痛严重程度与体征不成比例。

25. C 氨基糖苷类共同的不良反应包括耳毒性、肾毒性、神经肌肉阻断作用及过敏反应等。

二、多选题

26. ABCDE 头痛是一种临床常见的症状，通常局限于头颅上半部，包括眉弓、耳轮上缘和枕外隆突连线以上部分。头痛的病因非常多样，可能由神经痛、颅内感染、颅内占位病变、脑血管疾病、颅外头面部疾病以及全身性疾病（如急性感染、中毒等）引起。头痛的程度不一定与疾病的严重程度相关，浅在性头痛通常由于眼、鼻、口腔等原因导致；神经官能症性头痛的病程较长。对于偏头痛，对症治疗后往往能够快速缓解。如果头痛伴有发热或者意识障碍，应该及时就医并进行转诊。

27. ABCDE 脑出血是指因脑血管破裂而导致脑内出血，严重时可能导致昏迷；伤寒是由伤寒杆菌引起的急性肠道传染病，病程长，常伴有高热和全身不适等症状，严重时也可导致昏迷；乙型脑炎是由乙型脑炎病毒感染引起的一种急性传染病，主要表现为高热、头痛、呕吐、意识障碍等症状；一氧化碳中毒会导致组织缺氧，轻者会出现头痛、恶心、呕吐等症状，严重者可能导致昏迷；败血症是由细菌感染引起的全身性感染，可以导致严重的中毒和

多脏器功能衰竭，甚至危及生命。

28. ABE　长期低热可见于结核病及癌症，甲亢也可见于长期低热。伤寒与乙脑多为高热。

29. CDE　热性惊厥通常发生在上呼吸道感染或其他感染性疾病初期，体温上升过程中大于 38℃出现惊厥。简单型热性惊厥多见于 6 个月至 3 岁体质较好的小儿，持续时间不超过 10 分钟，发作后清醒快，恢复知觉后昏睡，但神经系统无异常。复杂型热性惊厥则多见于半岁以内或 4 岁以上小儿，一日内发作多次，持续时间长达 15 分钟以上，并有神经系统异常。其次复杂型热性惊厥多有癫痫家族史，且发作后 2 周内做脑电图检查有局灶性癫痫放电改变。

30. ABDE　重型肝炎是以大量肝细胞坏死为主要病理特点的一种严重肝脏疾病，可引起肝衰竭，甚至危及生命，是肝病患者病故的主要原因之一。重型肝炎的主要并发症有肝性脑病、上消化道出血、肝肾综合征、腹水及自发性腹膜炎。

31. ABCDE　老年人或体弱患者的急性全身性红斑（如剥脱性皮炎）、瘀点、紫癜、瘀斑（如血小板减少性紫癜、肝病出血等）、发热或全身性疾病患者出现大片的红斑疹（如中毒性表皮坏死松解症）以及广泛的大水疱（如重症烧伤后期），大面积的皮肤脱屑，都是需要特别注意的皮肤表现。这些皮肤表现可能提示患者的病情比较严重，需要及时采取措施进行治疗。

32. CE　尿钾的排出要同血钾水平成比例，原来血钾降低，又经补液后稀释，故尿中不会大量排钾。

33. BCE　临床症状消失、脑脊液正常后停药是化脓性脑膜炎抗生素治疗的一般原则，但具体应用时间因病情轻重、致病菌、抗生素种类和患儿年龄等而异。通常

来说，肺炎链球菌脑膜炎选用青霉素治疗，疗程不少于 2~3 周；对于其他致病菌引起的脑膜炎，则常规使用第三代头孢菌素类或氨基糖苷类抗生素，疗程在脑脊液细胞计数及化验转为正常后再用药 1~2 周。

34. ABCE　急性一氧化碳中毒的发病机制是由于人体吸入一氧化碳后，它会与血红蛋白结合形成 COHb，使得血红蛋白无法有效地携带氧气。这导致组织缺氧，引起细胞内酶系统受损、代谢障碍和能量不足等生理变化，最终可能造成细胞坏死和器官衰竭。此外，一氧化碳还可以抑制线粒体呼吸链中的细胞色素氧化酶和三羧酸循环等关键酶，影响能量代谢和 ATP 合成，加重细胞内缺氧和能量不足的状况。急性一氧化碳中毒的主要表现为全身和中枢神经系统缺氧症状，如头痛、恶心、呕吐、眩晕、嗜睡、昏迷等。

35. AE　急性胰腺炎的局部并发症包括：胰腺脓肿、胰腺假性囊肿。

36. ABD　特发性癫痫：全身强直－阵挛性发作，发作较频繁，应服用抗癫痫药进行治疗，首选丙戊酸钠，待癫痫完全控制 2~5 年之后才可考虑停药。

37. ABCD　轻症中暑的处理原则：尽快脱离高温环境至阴凉通风处休息，口服清凉饮料，有循环衰竭早期症状者，应给予静脉补液。

38. ABC　①现场急救，立即切断电源，或用不导电的物体拔离电源；呼吸、心搏骤停者进行心肺复苏；复苏后还应注意心电监护。②液体复苏，补液量不能根据其表面烧伤面积计算，对深部组织损伤应充分估计。③清创时应当注意切开减张，包括筋膜切开减压。④早期全身应用较大剂量的抗生素（可选青霉素），由于深部组织坏死供氧障碍，应尤其警惕厌氧菌感染，局部应暴露，过氧化氢溶液冲洗、湿

敷。注射破伤风抗毒素是绝对指征。

39. ABCD 哮喘急性发作的严重程度分级包括轻度、中度、重度、极重度。

40. CDE 狂犬病Ⅲ级暴露是指被狂犬病病毒污染的唾液直接接触到破损皮肤、黏膜和神经组织等情况,以及在高发狂犬病地区被蝙蝠咬伤或挠伤等。

41. ABC 破伤风是由破伤风梭菌引起的急性传染病,其治疗原则是清除破伤风毒素,并控制痉挛和预防并发症。及时的伤口处理、抗毒素治疗和支持性治疗如补液、补充电解质等是破伤风治疗的基本措施。

42. ABCDE 流行性出血热又称为肾综合征出血热,典型病例病程中有发热期、低血压休克期、少尿期、多尿期以及恢复期5期经过,非典型与轻型病例可出现越期现象,而重症患者则可出现发热期、休克期以及少尿期之间的互相重叠。

43. ABCD 因为黏液水肿引起颅内压升高,导致脑组织缺血、缺氧,使得呼吸和循环功能受到影响,而且也可能出现电解质紊乱。因此,治疗应首先去除引起水肿的原因,如手术、头部外伤等;同时,应采取措施改善通气,降低二氧化碳水平;纠正低体温、低血压和低血钠;必要时进行替代治疗,如输注葡萄糖、盐水、白蛋白等。这些措施有助于缓解症状,保护患者的生命。

44. ABCDE 第三代头孢菌素的特点:它们对革兰阳性菌的作用不如第一、二代,但对革兰阴性菌和许多细菌感染的治疗效果更好,尤其是对于呼吸道和泌尿道感染;对β-内酰胺酶的稳定性高、对铜绿假单胞菌和厌氧菌有效以及可透过血-脑屏障。由于第三代头孢菌素具有广谱抗菌活性和良好的药代动力学特性,在很多严重感染的治疗中得到了广泛应用。第三代头孢菌

素类抗生素基本没有肾毒性。

45. CD 室性心动过速是一种快速而不规则的心律失常,如果伴随意识障碍,可能是心脏功能严重受损的表现,需要立即进行紧急治疗。室上性心动过速是一种快速的心律失常,如果伴随皮肤发绀,可能是心脏供血不足的表现。皮肤发绀可能是由于心脏泵血不足导致氧气供应不足,需要立即进行紧急处理以恢复正常的心脏功能和血液循环。

46. BC 代谢性酸中毒可以导致血液pH下降和电解质紊乱。在纠正代谢性酸中毒时,应注意防治低钾血症、低钙血症等电解质紊乱。这些紊乱通常是由于代谢性酸中毒引起的生理变化导致的。

47. ABCDE 肾上腺素直接作用于肾上腺素能α、β受体,临床主要用于支气管哮喘、心脏骤停、过敏性休克,也可治疗荨麻疹、枯草热及鼻黏膜或齿龈出血。凡高血压、心脏病、糖尿病、甲亢、洋地黄中毒、心脏性哮喘、外伤性或者出血性休克忌用。

48. ACE 系统性红斑狼疮的血清补体的特点是总补体下降,C4、C3都下降。

三、共用题干单选题

49. D 该患者发热伴剧烈头痛,体格检查有脑膜刺激征阳性,因此考虑脑膜炎。

50. D 该患者除了根据临床表现外,确诊脑膜炎应行腰椎穿刺术和脑脊液化验。

51. C 患者有长期酗酒史,食欲缺乏、消瘦,且体格检查可见肝掌、蜘蛛痣,腹部移动性浊音(+),双下肢无水肿,双侧病理征(-)。以上都提示慢性肝病、肝硬化失代偿期、腹水。饮酒为诱因,后逐渐出现意识障碍至昏迷,首先考虑肝性脑病。

52. D 该患者诊断为肝性脑病,主要指标是血氨的升高。

53. E 该患者有反复咳嗽、咳痰超过10年，进行性呼吸困难达5年之久的病史。体格检查发现桶状胸，双肺叩诊呈过度清音，呼吸急促，双肺听诊可闻及细湿啰音，双下肢有凹陷性水肿；X线检查提示两肺纹理增多、紊乱，肺野透亮度增高，右心室扩大。根据上述表现，考虑到慢性支气管炎急性发作、慢性阻塞性肺疾病和慢性肺源性心脏病（即"慢性肺心病"）可能存在。此次因受凉后出现1天的意识模糊就诊，血气分析结果显示Ⅱ型呼吸衰竭，考虑到该患者可能存在肺源性脑病。

54. D 血氧升高可降低颈动脉窦化学感受器的兴奋性，使通气受到抑制，可造成 CO_2 潴留。

55. A 患者意识模糊的原因为 CO_2 潴留，肺性脑病，需尽早通畅气道，解除 CO_2 潴留，只能采取机械通气的办法。

56. E 心肺复苏时，推荐的胸外心脏按压频率为每分钟100～120次。这种频率可以提高心输出量和血流动力学效果，有利于恢复心脏功能和改善患者预后。

57. C 应用冲击式按压会使得每次按压的力度不稳定，可能会导致不良后果，因此不推荐使用。正确的操作是进行连续性胸外按压，以使胸廓下陷5～6 cm。同时，按压速率应保持为100～120次/分，按压部位在胸骨中下1/3处，并且在放松时手掌根不能离开胸骨。

58. C 心搏骤停时应用肾上腺素有助于恢复自主循环的主要机制是兼有α和β肾上腺素受体激动作用。肾上腺素通过激活心肌细胞表面的 β_1 受体，增强心肌收缩力和心率，并通过激活血管平滑肌上的 α_1 受体收缩外周血管，提高回心血量，增加冠状动脉灌注压，以促进自主循环的恢复。此外，肾上腺素还可以提高心脏传导性、增加冠状动脉和脑血流量，从而减轻心肌缺氧和脑水肿。

59. E 由于患者出现室上性心动过速，心室率较快，而且多巴胺已经使用，因此选择药物治疗需要考虑它对血压的影响。选项A、B和D都可能引起血压下降，不适合当前病情，选项C无法控制心律失常。因此，正确的选择是进行直流电复律。直流电复律可以通过电击使心脏回到正常的心律，是室上性心动过速的有效治疗方法。

60. E 根据患者的临床症状和检查结果，可考虑原发免疫性血小板减少症的可能。而诊断此病需要直接证据支持，因此从选项中选择能提供直接证据的选项。A选项表明血小板寿命缩短，这是原发免疫性血小板减少症的常见表现，可能是由于被体内自身产生的抗体破坏导致。B选项表明出血时间延长，但巨大血小板并不能直接推断为原发免疫性血小板减少症。C选项测定了抗血小板膜糖蛋白Ⅱb/Ⅲa自身抗体，可以帮助诊断本病，但并不是直接证据。D选项，骨髓涂片提示巨核细胞增生，也是原发免疫性血小板减少症的一种表现，同样不是直接证据。因此，最能提供原发免疫性血小板减少症直接证据的是PAIg阳性，PAIg是血中抗血小板抗体的一种指标，可以用于原发免疫性血小板减少症的诊断。

61. C 经肾上腺皮质激素治疗后，血小板数量不一定增加，但毛细血管脆性试验转为阴性，出血可减轻。

62. A 硝酸甘油具有扩张静脉和冠状动脉的作用。在缓解劳力性心绞痛的过程中，小剂量硝酸甘油可以减轻心脏前负荷，从而改善心肌缺血；同时也能扩张冠状动脉，增加心肌血流量。因此，硝酸甘油针剂的起始剂量通常为10～20μg/min，根据患者情况每5～10分钟可以逐渐增加5～

10μg/min，小剂量（＜50μg/min）扩张静脉和冠脉。硝酸甘油针剂主要通过扩张静脉和冠状动脉来发挥作用，对于严重低血压、严重心动过缓的患者应避免使用。大剂量的硝酸甘油能扩张小动脉和阻力血管，降低后负荷和血压。

63. D 硝酸甘油针目前已达目标剂量，且血压不高，无继续上调空间。可试用吗啡，监测心肌酶和心电图变化，择期冠脉造影。

64. D 粗盐常是工业盐，含有大量亚硝酸盐成分。亚硝酸盐中毒主要表现为腹痛、呼吸困难、口唇发绀、氧分压和氧饱和度分离。

65. A 患者为亚硝酸盐中毒，通常用小剂量亚甲蓝治疗，注意避免渗漏引起肌肉坏死。

四、案例分析题

66. E 突然发生的剧烈头痛、呕吐，检查有脑膜刺激征阳性及头颅 CT 示脑池等弥散高密度影像，支持蛛网膜下腔出血的诊断。

67. ACDEF 蛛网膜下腔出血的患者需要检查凝血功能；有发热、脑膜刺激征的患者最好进行脑脊液检查；蛛网膜下腔出血可伴发眼底出血，可行眼底镜检查；脑血管造影可发现动脉瘤病因；TCD 可检测流速，发现脑血管痉挛。

68. ACDEF 出现蛛网膜下腔出血时，脑脊液的糖和氯化物无明显变化，其余选项均符合。

69. CD 非甾体抗炎药有一定增加再出血的概率；过度脱水可能会诱发动脉痉挛、脑缺血，不适宜。

70. ABCDEF 黄疸是可能由溶血性黄疸、肝细胞性黄疸和梗阻性黄疸引起。溶血性黄疸的特点是贫血、网织红细胞增多，非结合胆红素升高，而尿胆原呈阳性，尿

胆红素呈阴性。因此，检查血液常规、网织红细胞计数和肝功能可以排除溶血性黄疸。肝细胞性黄疸通常伴随着肝炎或肝硬化，可以通过检查肝炎病毒学指标来进行辅助诊断。梗阻性黄疸是由于肝外胆管或肝内胆管阻塞引起的，腹部 B 超有助于明确是否存在胆管结石等导致阻塞性黄疸的原因。

71. DG 根据患者的症状描述和体格检查结果，怀疑该患者可能患有肝细胞性黄疸。患者出现发热、乏力、全身不适、食欲减退、恶心、呕吐以及右上腹不适等黄疸前期表现，体检发现皮肤和巩膜黄染、肝脾肿大、肝区有压痛和叩击痛，粪便颜色加深，尿常规显示胆红素和尿胆原均阳性，肝功能检查提示肝酶升高，TBIL 和 DBIL 均升高。抗－HAV－IgM 阳性支持急性黄疸性肝炎的诊断，而其他疾病如溶血性黄疸、肝外阻塞性黄疸、慢性胃炎、消化性溃疡和肝脓肿都可以排除。

72. ABCDEF 急性黄疸性肝炎的治疗包括以下几个方面。首先要进行隔离，因为该病在发病期间具有传染性，主要传播途径为血液、消化道、性接触和母婴垂直传播等，甲型肝炎属于粪－口途径传播，故需进行隔离。其次要适当休息，症状较严重的患者应卧床休息，而在饮食上则需要提供清淡、易消化吸收并且富含营养的食物，还需充分摄取蛋白质以及必要的维生素。如果恶心、呕吐导致进食不足，可通过输注液体来补充营养。此外，根据病因不同采取相应的干预措施，如停止可能导致药物性肝炎的药物，停止放射性肝炎患者的放射线接触。最后，对症治疗也很重要，包括有效的护肝、降酶、退黄治疗以及联合其他保肝抗炎药物，这有助于促进黄疸的快速消退。

73. CE 导致肝性脑病的原发病包括

重症病毒性肝炎、重症中毒性肝炎、药物性肝病等，其主要表现为性格行为改变、睡眠习惯改变，还可能引起扑翼样震颤和明显的意识障碍，甚至导致昏迷。肝性脑病的发病机制可以归结为氨中毒学说、假性神经递质学说以及氨基酸失衡学说。在发生肝性脑病时，血液中的氨含量会增加并进入脑组织，导致脑代谢和功能障碍；当患者肝病严重时，血浆中 BCAA/AAA（支链氨基酸/芳香族氨基酸）比值下降，从而导致脑内假神经递质和抑制性递质升高，同时正常的神经递质含量减少，这些因素共同导致中枢功能紊乱。

74. ABEF 根据病史、临床表现、检查结果和治疗经过，可以确定该患者有急性下壁心肌梗死、高血压病（1 级，很高危）、2 型糖尿病、心功能 I 级（Killip 分级）。

75. ABCEFHIJ 根据患者的病史、临床表现和治疗情况，常规做的检查包括：①心电图是急性心肌梗死的基础诊断方法，可以评估心肌的损害范围和程度；②心肌酶谱：包括肌钙蛋白 I（cTnI）、肌酸激酶（CK）、肌酸激酶同工酶（CK－MB）等指标，可用于诊断急性心肌梗死和判断其严重程度；③超声心动图：能够全面评估心脏结构和功能，发现室壁运动异常、心肌梗死后心肌缺血或室壁瘤等并发症；④空腹血糖和糖化血红蛋白：用于评估患者的糖尿病控制情况；⑤血脂：包括胆固醇、三酰甘油、低密度脂蛋白等指标，有助于评估患者的心血管病风险；⑥N 末端钠尿肽前体（NT－proBNP）：用于评估患者的心脏负荷情况，可作为急性心力衰竭的辅助诊断指标；⑦肝功能、肾功能：可以了解患者的肝肾功能状态，以指导治疗和预后评估；⑧血电解质：包括钠、钾、氯等指标，有助于评估患者的电解质平衡情况。

76. ABCFGJ 根据《2019 年急性 ST 段抬高型心肌梗死诊断和治疗指南》，对于未接受早期再灌注治疗的 ST 段抬高型心肌梗死（STEMI）患者（症状发作 > 24 小时），如果患者病变适宜介入治疗且存在再次心肌梗死、自发或诱发心肌缺血、心源性休克或血流动力学不稳定等情况，建议进行直接 PCI 治疗（证据程度：I，推荐程度：C）。因此，如果该患者未进行早期再灌注治疗，仍有胸痛发作，那么行冠状动脉介入治疗是必要的，以减少日后反复心肌缺血并改善左心室功能。

77. ABCEF 根据患者病史和临床表现，在冠状动脉介入治疗后出现了意识丧失、心电监护示室速，颈动脉搏动触不到的情况，需要进行紧急处理。选项中正确的操作包括：保持气道通畅，以确保患者呼吸畅顺；进行胸外心脏按压，维持心跳；如果存在室颤或无脉搏电活动，需要进行电除颤；给予胺碘酮等药物，用于纠正心律失常；床旁超声心动图评估心脏功能。

78. A 该患者在行冠状动脉介入手术（PCI）后约 3 小时出现恶性心律失常，经过复苏后成功。在恢复期间的心电图上发现，前壁导联 ST 段表现为弓背向上的状态，这提示可能存在急性支架内血栓形成。因此需要紧急冠状动脉造影。

79. C 根据第二次冠状动脉造影结果，患者存在冠状动脉狭窄，治疗的重点应该是应用硝酸酯类药物，以扩张冠状动脉，改善心脏供血。强化抗血小板治疗可以预防血栓形成，但在这种情况下不是首选治疗。抗凝治疗、调脂治疗和控制血糖等治疗可能对稳定患者状态有帮助，但在急性事件处理时不是主要的治疗手段。血管紧张素转换酶抑制剂也可以用于稳定患者状态，但并不是本例的重点治疗。

80. D 根据题干，患者意识障碍，脉搏加快,呼吸深快,呼气烂苹果味,尿酮体 5mol/L,血糖 > 16.7mmol/L,血气分析显示 pH 降低,可诊断为糖尿病酮症酸中毒。

81. ABE 治疗原则包括快速大量补液、小剂量胰岛素降糖治疗、纠正电解质和酸碱平衡紊乱。在出现严重酸中毒的情况下,可以使用碳酸氢钠进行纠正,血钾正常者见尿补钾。此外,还需要处理可能引起该疾病的诱发因素,同时预防和治疗其并发症。若患者没有感染的迹象,就不需要使用抗生素。

82. ABCDE 感染与治疗不当为糖尿病酮症酸中毒的常见诱因。

83. ACEF 患者被诊断为梗阻性肥厚型心肌病。体格检查可能显示心脏增大,同时能够听到第四心音。由于存在流出道梗阻,可在胸骨左缘 3~4 肋间听到收缩期喷射样杂音,并且在心尖部也可能听到收缩期杂音。

84. ABC 梗阻性肥厚型心肌病患者应当避免屏气,避免使用增强心肌收缩力及减少心脏容量负荷的药物,如洋地黄、硝酸酯类制剂,以避免加重左室流出道梗阻。

85. ABCD ABCD 是梗阻性肥厚型心肌病的可能病因,吸烟主要导致冠状动脉硬化性心脏病,病毒感染可导致心肌炎。

86. ABCDEF 根据临床 Ranson 评分标准,入院时评价 5 项指标:年龄 > 55 岁,白细胞计数 > 16×10^9/L,血糖 > 11mmol/L,AST > 250U/L,LDH > 350U/L;入院后 48 小时评估 6 项指标:血细胞比容下降 > 10%,尿素氮上升 > 1mmol/L,PaO_2 < 60mmHg,血钙 < 2mmol/L,碱缺乏 > 4mmol/L,体液丢失 > 6L,具备 1~2 项为轻型,具备 6 项以上者为重症。

87. ABCDF 急性胰腺炎需采取的措施:禁饮食,由于腹胀给予持续胃肠减压;补液,纠正内环境紊乱;镇痛,在严密观察病情下,注射哌替啶 50~100mg,不推荐吗啡;促动力药;保护肠道黏膜屏障;抑制胰腺外分泌及胰酶活性;蛋白酶抑制剂;抗生素。垂体后叶素可用于消化道出血止血治疗,通常不用于治疗消化道穿孔。

88. EF Cullen 征指的是腹腔内大出血时脐周围出现青紫色瘀斑的现象。患者由于胰酶侵蚀,坏死组织及出血沿腹膜间隙与肌层渗入腹壁下,至两侧胁腹皮肤呈青紫色,称为 Grey - Turner 征。

89. AB 根据患者的病史和体征,可以初步怀疑患者患有脓毒性休克。脓毒性休克是一种严重的感染性休克,通常由细菌感染引起,导致全身炎症反应和多器官功能衰竭。在这个案例中,患者有发热、咳嗽、咳黄痰等呼吸道感染的症状,同时伴有意识模糊和四肢皮肤花斑的体征。这些症状和体征提示可能存在全身感染,导致多器官功能受损。在严重脓毒症和脓毒性休克的初始液体复苏中,晶体液和胶体液是首选,对患者的病死率没有影响。然而,由于胶体液相对于晶体液而言并不能明显改善病死率,而且价格较高,《中国严重脓毒症/脓毒性休克治疗指南(现行版)》建议在治疗过程中将晶体液作为首选。同时,不推荐使用羟乙基淀粉作为严重脓毒症或脓毒性休克的复苏液体。

90. ADE 在发生严重脓毒症和脓毒性休克时,采集合适的标本进行细菌学培养对于明确感染病原体和确定抗生素治疗方案非常重要。为了避免在首次抗生素治疗后几小时内杀死细菌,采集血液标本必须在给予抗生素前进行。建议同时留取 2 个或 2 个以上不同部位的血培养,以提高培养的灵敏度。不同部位的血培养应同时抽取。此外，还应该在使用抗生素前采集其他可能感染的部位标本（最好定量培养），例如尿液、脑脊液、创口分泌物、呼吸道分泌物或其他可能感染的部位，以提供更全面的感染信息。

91. ABCDEF 推荐对脓毒症导致组织低灌注（经过最初的液体冲击后持续低血压或血乳酸≥4mmol/L）的患者采取早期目标导向的液体复苏。根据2018年SSC脓毒症指南，把原来的6小时Bundle与3小时Bundle合并，提出了1小时Bundle概念。在进行初始复苏的最初1小时内，下述复苏目标可以作为规范化治疗的一部分：①中心静脉压8～12mmHg；②平均动脉压（MAP）≥65mmHg；③尿量≥0.5ml/（kg·h）；④上腔静脉血氧饱和度或混合静脉血氧饱和度≥0.70或0.65。

92. BC 血清乳酸水平为严重脓毒症和脓毒性休克患者预后的独立影响因素之一，复苏6小时内乳酸清除率≥10%可能预示脓毒症患者的较低病死率。所以指南推荐，在严重脓毒症与脓毒性休克患者液体复苏过程中，乳酸与乳酸清除率可作为判断预后的指标。

93. ABCDE 依据该患者的临床资料，属典型支气管哮喘，因此不必做B型超声（肝、胆、脾、肾、胰）与CT肺动脉造影。

94. A 吸入短效 β_2 受体激动剂既可使患者气道痉挛迅速缓解以起到治疗作用，同时也是简化的气道舒张试验而起到诊断作用。

95. ABCD 哮喘的诊断主要依据：哮喘的临床症状、体征；具有一项可变气流受限的客观检查阳性结果，并排除其他疾病导致的气喘、胸闷、气急和咳嗽。该患者具有典型的哮喘临床症状、体征，而E、F不是可变气流受限的客观检查。

96. AD 患者吸入短效 β_2 受体激动剂后可迅速缓解，基本上就排除了慢性喘息性支气管炎、COPD和肺源性心脏病，肺部CT未见异常可排除支气管扩张症与肺部感染。

97. ABDEFJ 患者的主要症状和主要阳性体征在腹部，存在腹膜炎体征，可先完成FAST评估，然后再行腹部增强CT。除需常规血化验，应检测感染指标和血淀粉酶以评估胰腺损伤的可能，而血脂非必需。根据病史及查体，颅脑损伤和小腿骨折目前依据不足，头颅CT及双侧胫腓骨X线片非必需。

98. ABDF 患者被诊断为腹部闭合伤和腹腔积液，目前血淀粉酶正常，胰腺损伤暂未确定。根据凝血功能检查，患者存在凝血功能障碍。患者无贫血表现，经过数小时的补液后，目前Hb为108g/L，失血性休克被排除。体征提示可能存在腹膜炎和空腔脏器损伤，感染性休克应首先考虑，但脊髓休克的诊断尚不确定。

99. ADEGH 根据患者病史和体检结果，考虑到可能存在腹腔内出血，需要进一步明确诊断。因此，选项A中的诊断性腹腔穿刺是必要的，可以确定是否有腹腔内出血。同时，选项D中的普外科会诊和选项E中的腹部增强CT也是必要的，可以帮助明确腹腔内情况，确定是否需要手术干预。此外，血乳酸水平可以反映组织缺氧和乳酸代谢紊乱的程度，是评估患者的组织灌注和严重程度的重要指标，需要考虑休克和组织缺氧的可能，建议积极快速补液抗休克（已进行）和做血气分析。对于呼吸方面，虽然患者呼吸频率较高，但没有明显的呼吸困难或低氧血症表现，因此不需要进行气管插管或呼吸机通气。在治疗上，由于患者胰腺酶水平正常，因此使用氨甲环酸并没有必要。

100. DEF 通过腹部增强 CT 检查发现肝脏周围有明显的积液，并且在腹腔内观察到游离气体。穿刺腹部进行检查，发现有浑浊的血性液体，提示空腔脏器破裂。

鉴于情况紧急，应该立即进行诊断性探查手术，而不是等待腹腔穿刺液化验结果或腹腔灌洗检查。在手术前需要使用抗生素来预防感染，并进行胃肠减压。不能将患者收入病房观察。

全真模拟试卷（五）答案解析

一、单选题

1. D 在现场的大规模伤员救治中，对伤员进行分类和标记是必要的。针对出血严重的伤员，应该使用红色标记来表示高度紧急的情况，需要立即处理。医护人员可以将红色标签贴在伤员的前额或胸部，也可以采用在伤员的手臂或腿部绑上红色绷带等方式进行标记。

2. E 临时起搏适用于任何有症状的心动过缓患者或引起血流动力学变化的患者，旨在进行治疗、诊断和预防。其中，治疗方面包括：安置永久性心脏起搏器前的暂时性措施，如阿－斯综合征（Adams－Stokes Syndrome）发作、心律不稳定患者、术后三度房室传导阻滞及药物无效的尖端扭转和/或持续性室性心动过速等。

3. A 治疗重症肺炎合并 ARDS 时，机械通气是需要的。Ⅰ∶E 是指吸气时间和呼气时间的比例，适当的 Ⅰ∶E 可以增加肺泡内氧气分压，改善通气/血流比例失调。一般来说，对于 ARDS 患者，建议使用 1∶1 的 Ⅰ∶E，即吸气时间等于呼气时间，以保证肺泡充分通气和排空。

4. E 诊断急性胰腺炎的金标准是腹部增强 CT。腹部超声检查是一种非常有用的检查手段，可以在早期发现胰腺的炎症改变，但它对于轻度和中度的胰腺炎缺乏特异性，因此不能单独作为诊断依据。腹部 X 线平片不能提供足够的信息来确定胰腺炎的存在或程度。血淀粉酶水平虽然在一定程度上可以帮助诊断急性胰腺炎，但也可能出现假阳性或假阴性的结果。尿淀粉酶也不是一个可靠的指标来诊断急性胰

腺炎，因为许多其他疾病也会导致尿淀粉酶的升高。

5. C 老年男性患者，长期腹痛、便血伴体重减轻，应当考虑结肠恶性肿瘤的可能，宜行肠镜检查，必要时病理活检，以明确诊断。

6. C 二尖瓣狭窄的早期症状主要为肺循环淤血表现，劳力性呼吸困难是肺淤血的表现。

7. B 弛张热主要见于败血症、肺炎、感染性心内膜炎、风湿热、恶性组织细胞疾病。

8. D 对于小量原发性自发性气胸患者（积气量小于单侧胸腔容积的 20%），特别是年轻健康患者，只需要观察即可。对于大量原发性自发性气胸（≥单侧胸腔容积的 20%）患者，可以通过穿刺胸壁抽出积聚的气体。穿刺的部位通常选在患侧胸部锁骨中线第 2 肋间。对于大多数继发性自发性气胸患者，如出现呼吸衰竭、张力性气胸或可能需要进行机械通气的患者、合并胸腔积液或原发性自发性气胸在其他治疗失败后均可采用胸腔闭式引流。在这种情况下，插管位置通常选择锁骨中线外侧第 2 肋间或腋前线第 4~5 肋间。

9. B 急性胰腺炎的病理表现可以分为急性水肿性胰腺炎和急性出血坏死性胰腺炎两种类型。急性水肿性胰腺炎通常病情较轻，表现为轻度腹痛、恶心、呕吐等消化系统症状，没有器官功能衰竭的表现。而急性出血坏死性胰腺炎病情较重，除了明显腹痛以外，还可能伴随着多个器官的功能衰竭，出现 Grey－Turner 征或 Cullen

征等体征，需要尽早进行治疗。

10. A 脑膜炎球菌主要依靠其产生的内毒素来引起感染。脑膜炎球菌是一种革兰阴性菌，它能够在人体的上呼吸道进行定植，并通过血流进入脑膜和脑组织，导致严重的脑膜炎和散发性感染。该菌分泌的内毒素（LPS）是引起菌血症和休克的主要因素之一，同时也是引起病理损害和炎症反应的重要成分。其他选项如外毒素、肠毒素、直接致组织坏死作用和神经毒素都不是脑膜炎球菌的主要致病因素。

11. E 溶栓治疗是急性脑梗死的一种治疗方法，但并不适合所有患者。选项 A、B、C、D 均可适于溶栓治疗，而 E 项头部 CT 出现低密度灶不适合进行溶栓治疗。

12. B 接触性皮炎的首要治疗措施为找出过敏原因，避免再次接触该种物质，治疗已出现的症状。

13. C 电击伤按危重程度分为：轻型、重型、危重型。患者虽表现为假死状态，但通过积极治疗可恢复，应为重型。

14. D 患者肺癌术后突然胸痛、呼吸困难，D - 二聚体升高，基本排除急性心肌梗死，胸片除外气胸、出血，高度怀疑急性肺栓塞，为明确诊断应行 CT 肺血管造影。

15. B 本题主要考查脑出血急性期的处置原则：脑出血急性期患者已昏迷，首先应积极给予脱水降颅内压治疗，血压处理原则是在 6 ~ 12 小时内降压幅度小于 25%。

16. B 双侧输尿管狭窄可造成尿路梗阻，诱发肾后性肾功能衰竭。

17. D TTP 是一种罕见但严重、危及生命的血液疾病，其发病机制涉及血小板聚集和血管壁损伤等多个方面。血浆置换可以有效清除血中的引起 TTP 的病理因子，恢复微循环的正常状态，防止并发症

的发生，是目前治疗 TTP 的主要手段。在血浆置换的同时，也可适当应用免疫抑制药等其他治疗手段，以加速病情的好转和稳定。其他选项如补充血小板和静脉滴注丙种球蛋白等虽然也有一定的治疗作用，但不是 TTP 的首选治疗方式。糖皮质激素对 TTP 的治疗效果较差，且不推荐作为 TTP 的单一治疗手段。

18. D 狂犬病是一种由病毒引起的急性传染病，其主要通过动物（尤其是狗）的唾液传播给人。该病初期症状类似于感冒、发热等症状，但逐渐加重后会出现神经系统症状，如恐水（口干舌燥，看到水或听到流水声时产生强烈的恐惧感）、怕光（对光线敏感，视物模糊或失明）、咽肌痉挛（吞咽困难，喝水呛咳）等。此外，患者还会出现流涎、肌肉僵硬、谵妄、昏迷等症状。虽然狂犬病在早期还可能出现局部皮肤症状（如被咬处出现红肿、疼痛、破溃等），但不会出现丘疹或斑疹。

19. C 贫血是指人体内红细胞或血红蛋白的含量低于正常范围，通常以血红蛋白浓度作为评估指标。贫血的严重度划分标准：①极重度：<30g/L；②重度：30 ~ 59g/L；③中度：60 ~ 90g/L；④轻度：>90g/L。

20. D 原发免疫性血小板减少症（ITP）是一种常见的自身免疫性疾病，其特征为血小板计数显著降低。糖皮质激素作为 ITP 的一线治疗药物之一，主要通过抑制免疫系统对血小板的破坏，从而迅速提高血小板计数，并控制出血症状。糖皮质激素在治疗过程中也可起到缓解自身免疫反应、抑制 T 淋巴细胞功能、减轻肝脾肿大等作用。糖皮质激素通常会在治疗初期就能迅速提高血小板计数，并在 2 ~ 3 周内达到峰值，因此能够有效控制严重或急性出血。但是，糖皮质激素并不能根治

ITP，并且长期使用可能引起多种副作用，如骨质疏松、易感染等。因此，在治疗过程中应该注意控制剂量、尽早调整治疗方案，以达到最佳的治疗效果和安全性。

21. A 利多卡因是一种局部麻醉剂，也被广泛用作心律失常的治疗药物。它属于Ⅰ类抗心律失常药物，主要通过阻滞心肌细胞膜上的钠离子通道来延长心肌动作电位和有效不应期，从而减慢心率、控制心律失常。

22. E ARDS 是指在一系列直接或间接的肺部和非肺部疾病刺激下，导致肺泡毛细血管通透性增加、水肿和高渗滞留液在肺泡内积聚，引起进行性肺功能丧失的临床综合征。常见病因包括肺部感染、脓毒血症、中毒、创伤等，但急性心力衰竭并不是 ARDS 的常见病因之一。急性心力衰竭通常由于左心室收缩功能不足引起的心排血量减少，导致组织灌注不足，而不会直接引起 ARDS。

23. B 支气管哮喘主要的呼吸困难为发作性伴有哮鸣音的呼气性呼吸困难。

24. E 晕厥是指由于脑血流量暂时性减少或供血不足所导致的突然发生、短暂的意识丧失状态。选项 A、B、C、D 对晕厥的描述都是正确的，而选项 E 中提到的大小便失禁和肢体抽动等并非晕厥的常见表现，也不属于晕厥的典型特征。虽然在某些情况下，晕厥可能会伴随有肌肉收缩、呼吸暂停、强直性阵挛等现象，但这些情况并不是晕厥的必然表现，并且与其他疾病如癫痫等有时也会存在重叠。

25. A 感染性休克是指在全身感染状态下发生的一种严重的循环功能障碍，其特点是广泛的外周血管扩张、有效血容量减少和微血管通透性增加等。治疗感染性休克的关键措施是保持足够的血容量和血流灌注，同时应选用血管活性药物进行辅助治疗。其中，去甲肾上腺素是目前治疗感染性休克时最常使用的一种血管收缩剂，主要作用于 α_1 肾上腺素能受体，可强化心肌收缩力及心率，提高心输出量和收缩压，改善组织灌注。去甲肾上腺素用量需要根据患者的具体情况进行调整，避免过度用药导致其他不良反应。其他选择包括肾上腺素、多巴胺、多巴酚丁胺等，但这些药物已被证实对感染性休克的治疗效果没有去甲肾上腺素好。

二、多选题

26. BDE 三腔二囊管可以用于食管胃底静脉曲张出血的抢救治疗。通过充气囊压迫止血，可以暂时控制出血，并为后续治疗争取时间。每隔 12~24 小时放气或者缓解牵引 1 次，防止发生缺血坏死。使用三腔二囊管时，通常先充气胃气囊，通过压迫牵引的方式，使食管胃底静脉曲张处暴露，便于操作。如果充气胃气囊未能止血，可以再充气食管囊，进一步压迫止血。三腔二囊管并不是食管胃底静脉曲张出血的首选治疗方法，而是一种抢救治疗手段。对于其他类型的急性上消化道大出血，药物治疗效果差的患者，也不是首选治疗方法。

27. ABCD 咯血是指咳嗽时咳出的带有血液的痰。咯血伴发热可能是由于肺结核、肺炎、钩端螺旋体病、流行性出血热、支气管肺癌等疾病引起的。咯血伴胸痛可能是由于大叶性肺炎、肺梗死、肺结核、支气管肺癌等疾病引起的。咯脓血痰可能是由于肺脓肿、空洞型肺结核、支气管扩张等疾病引起的。也有支气管扩张反复咯血而无咳痰者，称为干性支气管扩张。咯血伴呛咳可能是由于支气管肺癌、支原体肺炎等疾病引起的。咯血伴黄疸应考虑肺梗死和钩端螺旋体病。

28. ABCDE 心悸伴心前区疼痛见于

冠心病（心绞痛，心梗）、心肌炎和心包炎，有时也可见于心脏神经神经症。

29. ABCDE 上消化道出血是指出现在口腔到胃肠道部位的消化道出血。其常见的5种病因是消化性溃疡、食管胃底静脉曲张、急性胃黏膜病变、消化道肿瘤和食管裂孔疝。其中，消化性溃疡和食管胃底静脉曲张是最常见的两个原因，约占所有上消化道出血病因的80%左右。急性胃黏膜病变常常由于应激状态引起，如大手术、严重感染、肝功能衰竭等。消化道肿瘤也是一种比较常见的出血病因，特别是胃癌和大肠癌。食管裂孔疝虽不属于真正意义上的出血疾病，但可因胃底内压力过高而导致出血。

30. ABCE 由于胸壁或肺部创伤引起者称为创伤性气胸；自发性气胸是指在没有外部创伤的情况下，由于肺的病理原因（如胸膜下肺大疱）导致气体进入胸腔。继发性气胸是指其他肺部疾病导致的气胸，常见疾病包括COPD和肺结核等。在我国，自发性气胸的年龄范围广泛，继发性气胸的年龄较大，但具体情况要视病因而定。Hamman征是指听诊时可听到心脏区域有响声，提示纵隔气肿可能合并了气胸。

31. BCDE 头痛病因繁多，神经痛、颅内感染、颅内占位病变、脑血管疾病、颅外头面部疾病以及全身疾病如急性感染、中毒等都可引起头痛。偏头痛是一种常见的慢性神经血管性疾患，不属于颅脑病变引起的头痛。

32. ABE 神经型食物中毒又称肉毒中毒，是由于进食含有肉毒杆菌外毒素的食物而引起的中毒性疾病。临床主要表现为恶心、呕吐及中枢神经系统症状如眼肌及咽肌瘫痪。若抢救不及时，病死率较高。传染源为家畜、家禽及鱼类。

33. BCDE 脑膜炎期：脑膜炎症状与败血症期症状多同时出现。在前驱期症状基础上出现剧烈头痛、频繁呕吐、狂躁及脑膜刺激症状，血压可升高而脉搏减慢，重者谵妄、神志障碍及抽搐。一般在2~5天后进入恢复期。

34. ACDE 入院前对外伤患者采取的急救步骤主要有止血、包扎、固定、转运，以防失血过多，伤口感染或者操作不当引起情况加重等。

35. BCE 根据患者的病史和症状，考虑到颞动脉炎的可能性较大。肌酸激酶增高与颞动脉炎无关，不能作为诊断依据；红细胞沉降率（ESR）常常升高，是颞动脉炎的常见表现；颞动脉炎可有嚼暂停及吞咽或语言停顿；抗核抗体（ANA）阳性提示存在自身免疫性疾病，如系统性红斑狼疮等，与颞动脉炎无关；动脉超声可见低回声晕轮征是颞动脉炎的特征性表现之一。

36. ACD 急性胰腺炎的检查有：①血常规：多有白细胞增多，重症患者由于血液浓缩，红细胞比容可达50%以上。②淀粉酶测定：血淀粉酶通常在发病后8小时开始升高，48~72小时后下降，3~5天内恢复正常。③淀粉酶肌酐清除率比值（CAm/CCr）：急性胰腺炎时肾脏对血清淀粉酶的清除率增高，而对肌酐清除率无改变。④血清脂肪酶测定：此酶较尿淀粉酶升高更晚，常在起病后48~72小时开始增高，可持续1~2周。⑤血清正铁血白蛋白：急性胰腺炎时，血中胰蛋白酶活力升高，此酶可分解血红蛋白而产生正铁血红素，后者与白蛋白结合成正铁血白蛋白，因此血中正铁血白蛋白常为阳性。⑥生化检查及其他：血糖升高多是暂时性的，其发生与胰岛细胞破坏、胰岛素释放减少、胰高血糖素增加及肾上腺皮质的应激反应有关；血清胆红素、AST可一过性升高；

出血坏死型血钙降低，低于 1.75mmol/L 时提示预后不良，15%～20% 的病例可有血清三酰甘油增高。

37. ABCDE 脑疝是指颅内压力增高导致脑组织向颅内低压区移位的情况。颅内压力增高影响脑功能，使患者的意识障碍加重；刺激脑干呕吐中枢，导致患者出现频繁的呕吐；刺激交感神经系统，导致血压升高；刺激迷走神经，导致心率变慢；脑疝引起的颅内压力增高会导致患者出现烦躁不安的情况。

38. BDE 癫痫持续状态是指持续时间超过 5 分钟或连续发作之间意识未完全恢复并频繁再发，甚至可能会持续数小时，使得患者处于一种非自主的、不断的肌肉收缩状态。在这种状态下，身体需要消耗更多的氧气，但呼吸系统却不能及时满足需求，从而导致缺氧成为其重要的并发症。在癫痫持续状态中，由于代谢紊乱和大量肌肉运动，患者会出现高热。过高的体温可能对身体造成进一步的损伤，并增加其他并发症的风险。由于大脑神经元长时间超过正常水平的兴奋，导致代谢物质在脑组织中堆积，引起血流动力学改变，从而导致脑水肿。该并发症可能会引起颅内压力增高和神经功能障碍。四肢瘫痪和低钾在癫痫持续状态中并不常见。

39. ABCE 对于糖尿病酮症酸中毒患者，血糖下降太快、脑缺氧、补碱或补液不当，常会发生脑水肿，出现昏迷。补碱过早、过速、过多时可导致脑脊液反常性酸中毒加重，组织缺氧加重。山梨醇旁路代谢亢进时因醇通透性较差，一旦形成，就会在细胞内蓄积，从而造成细胞内溶质增加，形成高渗，导致细胞水肿。

40. BCE 糖尿病酮症酸中毒患者在以下情况下应该接受碳酸氢钠治疗：①治疗开始前血 pH ＜ 7.0 或 ＜ 5mmol/L 的患者；②严重的呼吸抑制患者；③静脉补液和胰岛素治疗 2～3 小时后，血 pH 仍然 ＜ 7.1 的患者；④补液无效的休克患者；⑤合并了严重高钾血症的患者。当血 pH ＞ 7.2 或血 [HCO_3^-] 达到 10～12mmol/L 时，可以停止使用碳酸氢钠。使用碳酸氢钠常常会产生以下不良反应：加重低钾血症、引起脑脊液酸中毒、促发脑水肿、促进肝脏酮体生成、氧离曲线左移引起组织缺氧和乳酸酸中毒。

41. AD 甲状旁腺功能亢进易引起高钙血症和低磷血症。因为甲状旁腺功能亢进时，甲状旁腺素分泌过多会导致血钙升高，同时促进肾小管对磷的排泄，从而造成低磷血症。高钾血症、高磷血症和低钾血症与甲状旁腺功能亢进无明确关联。

42. BCDE 早期 DIC 时，由于微血栓形成和纤维蛋白生成导致微循环障碍和器官功能障碍，容易出现难以纠正的休克。DIC 时，肝脾消除过多的血小板和红细胞，导致溶血性贫血。病情进一步加重时，常常会累及肺部，出现呼吸道症状，如咳嗽、呼吸困难等。由于微血栓和纤维蛋白沉积在肾小球，导致肾脏灌注不足和肾小球滤过率下降，从而引起少尿甚至无尿。虽然 DIC 是以出血为主要表现的疾病，但早期阶段由于大量的凝血酶形成，会消耗掉机体的凝血因子和血小板，导致出血时间延长，抽血后可见到局部出血不止的现象，但不是早期主要表现。

43. BCD 慢性阻塞性肺疾病（COPD）患者的肺功能检查可表现为肺活量减低、第一秒用力呼气量减低和最大呼气中期流速减低。在 COPD 患者中，由于气道狭窄和肺泡壁破坏等原因，会导致空气在肺内滞留，使肺活量降低，并且使呼气过程变得困难，从而导致第一秒用力呼气量和最大呼气中期流速减低。残气量占肺总量的百分比降低是限制性肺疾病的表现。

44. ACD 口服避孕药可能增加血液凝固的风险，尤其是对于那些有其他危险因素的女性。长时间坐位可能导致下肢静脉血液淤积，形成深静脉血栓，进一步发展为肺栓塞。某些肿瘤也可能导致高凝状态，并通过血管内皮损伤或骨髓产生凝血因子而促进血栓形成。

45. ACDE 利多卡因主要用于治疗室性心律失常，对于室上性快速心律失常的治疗效果较差。

46. ABCE 万古霉素是一种广谱抗生素，主要用于治疗革兰阳性菌引起的感染。它通过抑制细菌蛋白质合成来发挥其抗菌作用。相比其他类似的抗生素，万古霉素具有较高的抗菌活性，并且细菌对其不易产生耐药性。此外，万古霉素也可以与其他抗生素一起使用，因为它没有交叉耐药性。万古霉素的用药剂量通常是根据患者的体重、肾功能以及感染的严重程度来确定的。在使用万古霉素时，应遵循医生的建议，并按照处方指示正确使用。

47. DE 心脏性猝死是指突然发生的心脏停搏，通常由心律失常引起。β受体拮抗剂可以减慢心率、降低心脏负荷，从而减少心律失常的发生，降低心脏性猝死的风险。胺碘酮是一种广谱抗心律失常药物，可以抑制多种心律失常的发生，包括室性心律失常和房颤。它被广泛用于治疗心律失常患者，可以降低心脏性猝死的发生率。维拉帕米是一种钙通道阻滞剂，主要用于治疗心律失常和高血压，但并没有明确证据表明它可以降低心脏性猝死的发生率。阿托品是一种抗胆碱能药物，主要用于治疗心脏停搏和心动过缓，但并没有明确证据表明它可以降低心脏性猝死的发生率。普罗帕酮是一种钠通道阻滞剂，主要用于治疗心律失常，但并没有明确证据

表明它可以降低心脏性猝死的发生率。

48. ABCD 炭疽病毒可通过接触传播、呼吸道感染、消化道感染。

三、共用题干单选题

49. E 患者考虑为情绪因素诱发的血管迷走性晕厥，属于神经反射性晕厥。

50. A 倾斜试验是一种检查血压下降性晕厥的常用方法。在进行倾斜试验时，患者需要平躺或坐着，在检查中途将床头抬高30°~60°，然后观察患者的反应。如果患者在床头抬高后出现头晕、恶心、出汗、面色苍白等症状，这表明可能存在血压下降。倾斜试验可以帮助确定晕厥的类型和原因，以指导治疗。

51. E 患者突然出现上腹部疼痛，同时感觉左肩、腰背部也有疼痛，并伴有恶心和呕吐。即使吐完后疼痛仍然没有缓解。体格检查发现上腹正中部有压痛、反跳痛和肌肉紧张。血液检查显示淀粉酶升高，这种情况提示可能患有急性胰腺炎。

52. E 患者诊断为急性胰腺炎，血钙明显降低则提示患者病情严重。

53. C 患者诊断为急性胰腺炎，伴腹膜炎体征，暂不需手术治疗，需禁食水、胃肠减压、抗生素、抑酸、抑酶。

54. E 该患者为老年男性，胸痛，心电图提示心肌缺血，既往有冠心病高危因素，首先考虑急性心肌梗死。

55. C 患者被诊断为急性前壁心肌梗死合并心源性休克。首先应该进行血管活性药物升压、给予氧气，必要时辅助通气以及尽快实行冠状动脉介入治疗（PCI）。值得注意的是，在心肌梗死发作后的前24小时内，不建议使用毛花苷丙。

56. D 根据题干描述考虑股骨颈骨折，测Bryant三角：患者卧位，沿一侧髂前上棘垂直向下和向大转子尖端各画一线，再由大转子尖端画水平线，即成三角形。

测其底线，同健侧对比，股骨颈骨折大转子上移时，此底线较健侧短。

57. B 股骨头下骨折时骨折线位于股骨头下，股骨头只有小凹动脉很少量的供血，导致股骨头严重缺血，因此股骨头缺血坏死的机会很大。

58. B Garden 分型：Ⅰ型为不完全骨折。Ⅱ型为完全骨折但无位移。Ⅲ型为骨折有部分位移，股骨头外展，股骨颈段轻度外旋及上移。Ⅳ型为骨质完全位移，股骨颈段明显外旋和上移。

59. D 患者经蜂蜇伤后神志烦躁，血压低，心率明显增快，考虑过敏性休克。应立即给予肾上腺素针 0.5mg，稀释后皮下注射以抗过敏，清创及拔除毒刺宜在休克好转后进行。

60. C 患者被蜜蜂蜇伤后出现过敏性休克、横纹肌溶解，血肌酐升高等症状。尽管已经实施了初步处理，但全身过敏反应仍十分严重。根据蜂蜇伤的指南建议，需要继续进行扩容、使用激素抗炎药物、碳酸氢钠碱化尿液，并积极运用血液净化技术如灌流、透析等治疗方法。同时还要监测呼吸情况、给予氧气，并警惕喉头水肿等并发症。

61. B 高处坠落后，受伤的组织和血管容易遭受损伤和撕裂，造成失血性休克，因此首先考虑的诊断是失血性休克。其他选项的情况在信息中没有明确体现。

62. D 患者从高处坠落，臀部着地，可存在脱水和休克等情况。根据患者口唇及手掌苍白、肢端湿冷、脉细速等表现，怀疑存在低血容量性休克。在现场采取相应的处理措施可以有效缓解休克状态，并为后续治疗争取时间。因此，输血、补液以及液体复苏是最合适的选择。其他处理措施不适用于该患者的现场应急处理。

63. B 根据美国心脏协会（AHA）的最新指南，在心肺复苏中，建议首选肾上腺素作为血管活性药物，初始推荐剂量为 0.01～0.02mg/kg。

64. B 根据美国心脏协会（AHA）的最新指南，在心肺复苏中，建议首选肾上腺素作为血管活性药物，初始推荐剂量为 0.01～0.02mg/kg，每 3～5 分钟重复给药一次。

65. D 放松时双手不能离开胸壁。

四、案例分析题

66. BF 患者有大咯血，有急性窒息可能，所以应转入抢救室或重症监护室。

67. B 咯血引发的窒息是此类患者的最大风险。

68. C 患者是支气管扩张合并咯血，为大咯血，应在抢救室进行评估，主要并发症为咯血所致的窒息，首要措施是缓解窒息。

69. E 该患者突发头痛，眼底检查见玻璃体膜下片状出血，颈项强直，Kernig 征（+），可考虑蛛网膜下腔出血。

70. ABCDEF 囊状动脉瘤为蛛网膜下腔出血最常见的病因，其他 5 项也可引起，另外垂体卒中、颅内静脉系统血栓等也可引起蛛网膜下腔出血。长段动脉膨胀为动脉硬化性"动脉瘤"，也是蛛网膜下腔出血的病因之一。

71. D 脑血管痉挛一般在蛛网膜下腔出血病后 3～5 日开始发生，5～14 日是迟发性血管痉挛高峰期。患者意识障碍加重，MRI 无明显脑室扩大，脑脊液检查无新鲜红细胞，则考虑脑血管痉挛的可能。

72. A 蛛网膜下腔出血之后 6 周再出血概率明显下降，卧床休息至少 4～6 周。

73. D 患者原有心绞痛发作，近日发作频繁，并且比以往严重，属于不稳定型心绞痛。

74. ABCDE 因溶栓药物有促发心肌梗死的危险，所以不稳定型心绞痛的患者不推荐溶栓治疗。

75. ABC 下肢肿胀、高血压、ST段压低均不是急诊介入的指征。

76. ABCDF 患者为CO中毒，其治疗原则为迅速将患者带离中毒现场，积极纠正缺氧，防治脑水肿，促进脑细胞恢复，对症治疗。另外，确保患者的呼吸道通畅，可以采取相应的措施，如清除呼吸道分泌物、辅助通气等。

77. ABCDEF 因为一氧化碳与血红蛋白的亲和力高于氧分子，易于形成稳定的碳氧血红蛋白，血液中碳氧血红蛋白浓度增高，引起组织缺氧和呼吸衰竭。由于一氧化碳会阻止大脑的氧气供应，如果不及时治疗，患者可能会出现记忆力减退、智力下降等神经系统损害症状。一氧化碳可以引起肺水肿和其他肺部并发症，导致呼吸困难和肺功能损害。由于肝脏和肾脏是高氧需求量的器官，因此在严重的CO中毒情况下，也可能出现肝功能损害和肾功能损害，这通常是由缺氧引起的。

78. ABCEF ATP作为一种能量物质，可以提高脑细胞的代谢水平和功能。胞磷胆碱是一种重要的神经递质，在脑内广泛存在，可以改善脑细胞代谢，并提高神经元的传导速度，从而促进脑细胞恢复。辅酶A、大量维生素C和细胞色素C也可促进脑细胞恢复，但并不如以上两种药物明显。

79. BCDEFG 由于血中碳氧血红蛋白浓度高于50%。患者呈深昏迷状态，各种反射消失。部分患者表现为去大脑皮层状态（睁眼昏迷）。体温升高、呼吸频率快，严重时呼吸衰竭，脉搏快而弱，血压下降。

80. ABCF 患者因有空腹痛史半年，黑便后就诊。考虑消化性溃疡的可能性大。目前患者生命体征稳定，没有严重贫血表现，无大出血表现。只需常规留观，禁食、抑酸治疗。没有急诊胃镜指征。出血期间行钡剂造影检查难以达到效果。目前患者血常规提示，暂不需要输血。

81. ABEGH 患者出现大出血，生命体征不稳定，需要安排抢救室治疗。但仍需要禁食、抑酸。患者出现严重大出血，上消化道可能性大，行急诊胃镜检查，明确出血原因。患者Hb明显下降，并且有进一步下降趋势，应给予输血治疗。

82. ABDF 因患者生命体征不稳定，胃镜检查须暂停，需要心电监护监测生命体征变化。由于患者呼吸困难、消化道出血极易误吸，故需进行气管插管以保持气道通畅。因止血措施未明确，为防止出血加重，采取姑息性低血压治疗，以将血压维持在正常下限水平。

83. ABDFG 止血后患者无呕血导致误吸风险，可拔除气管插管。可把血压升到正常水平以保证重要脏器灌注，期间仍需要心电监护。因考虑消化性溃疡的可能性大，所以短期内需要禁食、抑酸治疗。

84. ABCDEF 引起心搏骤停的病因与诱因：冠状动脉疾病、各种心肌炎和心肌病、心室肥厚、各种先天性心脏病、慢性充血性心力衰竭、心脏瓣膜病、心脏内肿瘤、心脏压塞、主动脉夹层、窒息及严重低氧血症、胸部损伤、脑干损伤、颅内高压、大失血和严重休克、严重的电解质紊乱、药物中毒或过敏、雷击、电击、麻醉和手术意外等。

85. B 病毒性心肌炎多发生于年轻患者，通常在出现心悸、胸痛、呼吸困难和水肿等症状之前的1~3周有病毒感染的前驱症状。部分患者可能会出现 Adams – Stokes 综合征。辅助检查结果显示，该名年轻男性患者的白细胞数略微升高，有心肌酶学异常，心电图表现为 ST 段压低、T 波低平、室性期前收缩。此外，患者在病发前 2 周曾患感冒。结合这些情况提示该患者可能是由病毒性心肌炎引起的心搏骤停。

86. BD 《2020 年 AHA 心肺复苏与心血管急救指南》强调：胸外心脏按压的频率为 100～120 次/分，按压深度至少为 5cm，每次按压使胸廓完全回弹、尽可能减少按压中的停顿。按压与通气比例是 30∶2，在指南中推荐，心搏骤停一旦确诊应当立即开始心肺复苏，首先进行心脏按压。所以正确做法是按压 30 次，给予 2 次人工呼吸，不能是给予 2 次呼吸后再按压。

87. ABCEF 复苏成功的指标通常包括以下几项：①患者出现呻吟、扭动：是一种非特异性表现；②患者自主呼吸恢复：表示患者的呼吸道已经打开且肺功能未受到明显影响；③可触及颈动脉搏动：表示患者出现了有效的血液循环，并且大脑和其他重要器官正在得到氧气供应；④患者面色由发绀转为红润：表示患者的组织得到了充足的氧气供应；⑤扩大的瞳孔逐渐缩小，出现睫毛反射：表示患者神经系统的功能正在逐步恢复。心电图呈一条直线则意味着患者心跳仍未能自行恢复，属于复苏失败的表现。

88. ABFG 患者为早期创伤失血性休克，应当先救治再诊断，保证通气，限制性液体复苏，超声 FAST 评估出血情况。

89. CE 限制性液体复苏适用于有活动性出血的休克患者，特别是那些以胸部和腹部创伤为主的患者。在这些情况下，大量快速补液极有可能使心脏和胸腹部已经凝聚的血块脱落，造成危及生命的再次大出血，丧失手术机会。

90. CE 目前普遍认为，在对有活动性出血的创伤失血性休克患者进行治疗时，不建议立即使用大量液体快速复苏和药物提高血压。而是主张在到达手术室之前，只给予足够的液体以维持机体基本需求，在彻底止血后再进行充分的复苏。这种策略被称为"延迟复苏"，旨在最大限度地减少患者因大量液体补充而产生的并发症，并为后续的治疗提供更好的条件。

91. ACD 损伤控制外科的合理应用可以降低严重创伤患者的病死率。具体内容包括：①立即手术，通过最简单方法控制出血级污染；②ICU 监护治疗，复苏、纠正低体温、凝血障碍及酸中毒，防治多器官功能障碍综合征（MODS）；③病情允许时实施确定性手术。

92. D 根据脓毒症的诊断标准（sepsis 3.0）：脓毒症 = 感染 + SOFA 评分≥2。SOFA 评分即为序列器官衰竭评估，方法详见下表。

序列器官衰竭评估（SOFA 评分）

系统	检测项目	0	1	2	3	4	得分
呼吸	PaO$_2$/FiO$_2$（Kpa）	>53.33	40～53.33	26.67–40	13.33–26.67 且	<13.33 且	
	呼吸支持（是/否）				是	是	
凝血	血小板（10^9/L）	>150	101～150	51～100	21～50	<21	
肝	胆红素（μmol/L）	<20	20～32	33～101	102～204	>204	

续表

系统	检测项目	0	1	2	3	4	得分
循环	平均动脉压（mmHg）	≥70	<70				
	多巴胺剂量 [μg/(kg·min)]			≤5 或	>5 或	>15 或	
	肾上腺素剂量 [μg/(kg·min)]				≤0.1 或	>0.1 或	
	去甲肾上腺素剂量 [μg/(kg·min)]				≤0.1	>0.1	
	dobutamine（是/否）			是			
神经	GCS 评分	15	13~14	10~12	6~9	<6	
肾脏	肌酐（μmol/L）	<110	110~170	171~299	300~440	>440	
	24 小时尿量（ml/24h）				201~500	<200	

备注：①每日评估时应采取每日最差值；②分数越高，预后越差。

93. ACFG 根据脓毒症的最新诊治指南（sepsis 3.0），早期目标指导治疗（EGDT）不适用于所有脓毒症患者，甚至可能危及患者生命。因此，新指南修订了相关内容，不再推荐脓毒症患者使用EGDT，但仍建议以补液扩容为主要治疗手段。同时，指南建议谨慎使用深度镇静，选择合适的升压药物，首选去甲肾上腺素。除非患者不能耐受，否则应考虑给予肠内营养治疗。指南强烈推荐肺保护性通气，并建议脓毒症患者血糖控制目标 <180mg/dl（10.8mmol/L）。一旦确诊，应在 1 小时内经验性使用广谱抗生素积极控制感染。

94. ABDGHIJ 中年男性患者因咳嗽、咳痰、发热、食欲缺乏、乏力 4 天就诊，有冠状动脉粥样硬化性心脏病、高血压和肝硬化病史。应考虑常见感染性疾病，并兼顾各脏器器官功能，评估患者病情。

95. BCD 患者出现明显胸闷、气喘，动脉血气分析显示低氧血症（PaO₂ 52mmHg），胸部 CT 显示双下肺可见斑片状密度增高影，边缘模糊，密度不均，其内可见充气的支气管影像，少量胸腔积液。这些表现符合 ARDS 的特点。患者胸部 CT 提示双下肺感染，患者肝、肾、肺功能都有不同程度损害，符合多器官功能障碍。动脉血气分析显示 pH 7.28，$PaCO_2$ 20mmHg，[HCO_3^-] 12.6mmol/L，BE −7.8mmol/L，Lac 5.6mmol/L。这些结果表明存在代谢性酸中毒。

96. ABDFGH 在积极的液体复苏后，如果仍无法维持有效循环，可以考虑使用血管活性药物和/或正性肌力药物以提高和保持组织器官的灌注压。常用药物有去甲肾上腺素、多巴胺和多巴酚丁胺。在这些药中，去甲肾上腺素是首选，因为在进入体内后，它直接作用于 α 受体，对 $α_1$、$α_2$ 受体都没有选择性，而对 $β_1$ 受体的作用较弱，并几乎不刺激 $β_2$ 受体。去甲肾上腺素作用快，对心率和心排血指数的影响小，可以降低 Lac 水平。脓毒症指南（sepsis 3.0）并未推荐使用糖皮质激素，因为它不能降低患者死亡率。对于发生急性肾衰竭的严重脓毒症患者，应该采用 CRRT 治疗，并控制血糖 <10.8mmol/L。如果在充分液体复苏后患者仍处于严重的酸中毒状态，则可以考虑使用碳酸氢钠来纠正酸中毒。

97. ABCDEF 患者长期干咳，考虑哮喘、肺结核、支气管扩张症、慢性阻塞性肺疾病（COPD）等，所以以上检查都是有必要的。

98. A 患者是过敏体质，且长期干咳，PEF 平均每日昼夜变异率 > 10%，胸部 CT 未见异常，可确诊咳嗽变异性哮喘。

99. ABCD 该患者诊断明确，胸部 CT 未见异常，抗感染及抗结核治疗没有必要。

100. ABC 该患者已经诊断为咳嗽变异性哮喘，应做过敏原测试、复查肺功能及可变气流受限的客观检查以指导治疗。

全真模拟试卷（六）答案解析

一、单选题

1. D 急诊医生需要快速地辨认和处理各类急性疾病和伤害，这要求他们具备敏锐的观察力、深厚的医学知识和丰富的经验。在复杂多变的情况下，急诊医生必须迅速作出判断和抉择，采取正确的治疗措施，这就需要他们具备高水平的判断力和决策能力。此外，急诊医生的执行力、创造力、凝聚力和亲和力等都是非常重要的能力，但相对于判断力，这些能力更多地体现了医生在协同团队合作、沟通交流和应对压力方面的表现。

2. A 血液净化治疗是治疗高钾血症等疾病的有效手段，但其并发症较多。这些并发症包括动、静脉穿刺通路相关的出血、血肿、血栓形成、远端肢体缺血、动脉瘤或神经损伤、血气等；出血包括消化道、伤口、颅内和其他部位的出血，尤其是在使用肝素抗凝、血小板消耗会加重出血情况下；心血管系统并发症包括血流动力学的不稳定、心律失常甚至心搏骤停；低氧血症和呼吸衰竭；脑血管意外；失衡综合征，严重时可导致意识障碍、癫痫发作、昏迷或死亡；体外循环管路、溶血或空气栓塞等；导管相关的感染；以及对血液净化材料和药物如鱼精蛋白的过敏。需要注意的是，高钾血症并非血液净化治疗的并发症，而是该治疗的适应证之一。

3. C 在静息状态下成人肺动脉收缩压正常值是 18～25mmHg，舒张压正常值是 6～10mmHg，平均压为 12～16mmHg，静息状态下肺动脉收缩压和平均肺动脉压分别超过 30mmHg 与 20mmHg 时即为肺动

脉高压。

4. B 该患者"发热、腹泻"可能是休克的诱因，同时出现意识障碍、心率 > 100 次/分、皮肤花斑、脉压 < 30mmHg 等症状以及较原有收缩压水平下降 30% 以上，这些症状符合休克的诊断标准。

5. E 颅内肿瘤导致的头痛绝大多数为渐进性加重，在短时间内达到难以忍受的程度。

6. A 高危胸痛一旦确诊，必须尽快处理，如急性心肌梗死者尽快进行冠脉再通治疗，急性气胸者尽快予以抽气或引流等，否则会延误病情，导致严重不良后果，甚至危及生命。

7. D 呕血与黑便为上消化道出血的特征性表现。

8. A 发热是机体对于外界刺激产生的生理反应，常见的引起发热的病因包括感染性疾病、自身免疫性疾病、肿瘤等。其中，感染性疾病是最为常见的原因，包括细菌、病毒、真菌或寄生虫感染等。皮肤散热减少性疾病如热射病、中暑等也可以引起发热，但相对较少见。体温调节中枢功能失常性疾病，心脏、肺、脾等内脏梗死或肢体坏死，组织坏死与细胞破坏性疾病也可引起发热，但不如感染性疾病常见。

9. D 选项 D 为最全面和合理的重度哮喘治疗策略，其他选项均不全面。

10. E 结核性脓气胸的治疗：除抗结核治疗外，还需要持续胸腔闭式引流，以利于肺复张，并充分引流脓液。

11. C 急性心肌梗死出现心室颤动、

无脉性室性心动过速，应立即非同步直流电除颤，电能量为双相波 200J，若不成功可重复给予。

12. E 急性肠系膜缺血分为动脉性和静脉性，前者包括肠系膜上动脉栓塞、肠系膜上动脉血栓形成、非阻塞性肠系膜缺血；后者包括肠系膜静脉血栓形成和局灶性节段性小肠缺血。

13. D 诊断性腹腔穿刺术为诊断腹腔出血的首要检查方法。

14. D 镁离子可加重昏迷，因此硫酸镁禁用于昏迷患者导泻，应使用硫酸钠或甘露醇导泻。

15. B 用药后至发疹间的间隔时间（潜伏期）有一定规律性，首次用药，潜伏期常为 4~20 天，平均 8~9 天；再次用药且已对其敏感，常在 24 小时内发病。

16. D 患者发生外伤后出现意识改变和右耳道流血，考虑颅骨骨折和耳漏的可能性；左侧胸壁有发绀肿胀，胸廓挤压试验呈阳性，右侧呼吸音消失，可能存在血气胸。患者心率 110 次/分，血压 90/60mmHg，结膜苍白，脉搏细速，肢端湿冷，提示可能存在失血性休克。患者昏睡，GCS 评分为 10 分，双侧瞳孔不等大，对光反射迟钝，可能存在颅内血肿。患者肌力、肌张力正常，颈髓损伤的可能性较小。

17. C 在心搏骤停时，最可靠而且出现最早的临床特征表现为意识丧失伴大动脉搏动消失。

18. A 高度怀疑急性肺栓塞的患者，血流动力学稳定，没有右心功能不全表现时可不考虑溶栓治疗，如果肾功能正常，可给予低分子肝素治疗。

19. B 小肠、结肠和直肠的血供形成一个环形的动脉弓，由上至下依次为肠系膜上动脉、肠系膜下动脉和髂内动脉分支。其中，肠系膜上动脉主要为空肠、十二指肠及回肠供应；肠系膜下动脉主要为升结肠、横结肠和降结肠供应；髂内动脉分支主要为直肠供应。

20. D 重型获得性再生障碍性贫血患者由于骨髓造血干细胞数量减少，无法正常产生足够的红细胞、白细胞和血小板。网织红细胞是由骨髓中的幼稚红细胞释放入循环中的未成熟红细胞，在外周血中存在时间较短。在重型获得性再生障碍性贫血患者中，网织红细胞计数降低，通常 < 15×10^9/L。

21. E 急性胸主动脉综合征是指胸主动脉内发生的各种急性并发症所引起的临床综合征。其中，主动脉夹层、壁间血肿、穿透性主动脉溃疡和创伤性主动脉损伤均为常见的急性胸主动脉综合征。而主动脉瘤虽然也属于主动脉疾病的一种，但不属于急性胸主动脉综合征的范畴之内。

22. D 破伤风是由破伤风梭菌引起的急性传染病，常见于创口感染后。新生儿破伤风是指在母亲没有接种或免疫力低下的情况下，通过孕产过程中的脐带伤口感染而导致的破伤风。新生儿破伤风的潜伏期通常为 3~14 天，平均为 7 天左右。临床表现主要包括全身强直、肌肉痉挛、呼吸困难、进食困难等症状，病情危重，病死率高。

23. A 患者骨髓象检查示巨核细胞增多，但有成熟障碍，可考虑原发免疫性血小板减少症。

24. B 喹诺酮类药物是一类广谱的合成抗菌药，常用于治疗革兰阴性菌感染、泌尿生殖系统感染、呼吸道感染等。体外抗菌活性最强的喹诺酮类药物为环丙沙星，其抗菌活性比其他喹诺酮类药物如氧氟沙星、左氧氟沙星、洛美沙星等更强。诺氟沙星也是目前临床上常用的喹诺酮类药物之一，但并非体外抗菌活性最强的。

25. C 利多卡因是一种ⅠB类抗心律失常药，它的作用机制是轻度阻断心肌细胞的钠通道，减缓0相除极化过程。该药物对传导系统有一定的影响，在不同条件下可使传导速度稍微减慢或加快，并促进钾离子外流。利多卡因具有降低自律性、缩短心肌动作电位的持续时间以及延长有效不应期等作用，同时还能改变病变区的传导速度。由于其主要作用于室性心律失常，故仅限于治疗此类心律失常。

二、多选题

26. BCE 因为血压水平随着血容量的变化而变化。CVP是直接测量血液回流到右心房的压力，所以可以用于评估血容量状态和血液循环情况。肺动脉楔压（PAWP）是通过肺毛细血管壁测量的压力，可以用于评估左心前负荷和血容量状态。肺血管阻力（PVP）和外周血管阻力（SVR）不是直接反映血容量状态的指标，因为它们分别反映肺循环和全身循环的阻力。

27. ABCD 在进行头痛的诊断时，首先需要区分其是否为原发性或继发性。原发性头痛多为良性病程，而继发性头痛则通常是由于器质性病变所致。因此，在对原发性头痛进行诊断之前，必须排除继发性头痛的可能性。对于头痛患者，应该详细了解其病史，包括头痛的起始时间、频率、持续时间、部位和性质、疼痛程度、有无前驱症状、诱因和缓解因素等。同时，还应该注意患者的年龄、性别、职业、既往病史、家族史等一般情况，以及进行全面的体格检查，包括神经系统和头颅、五官等方面。如果有必要，还可以进行神经影像学或腰穿脑脊液等辅助检查，以帮助确定头痛的病因和性质，并进行鉴别诊断。

28. BD 肥厚型心肌病是一种青壮年多见、常伴有家族史的心脏病。患者可能无症状，也可能表现为心悸、劳力性呼吸困难、心前区闷痛、易疲劳、晕厥等症状，甚至可发生猝死，晚期还可能出现左心衰竭表现。而主动脉瓣狭窄则主要由风湿热后遗症、先天性异常或老年性钙化所致。在代偿期，患者可能无症状；但当瓣口严重狭窄时，患者会感到倦怠、呼吸困难（劳力性或阵发性）、心绞痛、眩晕或晕厥，甚至可能突然死亡。

29. ABCDE 维持右心室前负荷：通过输入足够的液体，能够维持右心室充盈和排出；避免使用利尿药和血管扩张剂：这些药物可能会导致循环血量不足和低血压等严重后果；静脉扩容治疗，最好进行血流动力学监测：可以通过静脉输液或输注血液制品等方式扩容以维持循环，但需要密切监测血流动力学状态；当肺毛细血管楔压超过15mmHg时，说明液体开始滞留在肺循环中，此时应及时停止补液；如果出现高度房室传导阻滞，可以通过临时起搏来维持心率。

30. ABC 休克的血流动力学分类包括低心排血量型、低阻力型和混合型。其中，心源性休克属于低心排血量型休克。由于心脏收缩功能的降低或舒张功能障碍等因素导致心输出量减少，血管阻力增加，从而引起组织灌注不足，最终出现休克症状。

31. ACDE 选项A是一种快速降温的方法，可使身体表面降温，并促进发汗、散热。选项B腹膜透析主要用于肾功能不全的治疗，对于中暑患者并不是首选的治疗方法。选项C除了冷水擦浴外，还可口服冰水或清凉饮料等进行体内降温。但需要注意避免过度降温，以免引发新的问题。选项D氯丙嗪是一种抗组胺药物，可用于缓解中暑导致的头痛、头晕、恶心、呕吐等症状。但使用氯丙嗪时需要注意其副作用，如低血压、心律失常等。选项 E，对于中暑患者出现的肾功能不全，可考虑使用血液净化技术进行治疗。但需要注意该方法并非所有中暑患者都适用，需要根据具体情况进行判断和选择。

32. ABC CEA > 20μg/L 或胸腔积液 CEA／血清 CEA 比值 >1，常提示恶性胸腔积液，并且 CEA > 20μg/L、胸腔积液 CEA／血清 CEA >1 诊断恶性胸腔积液的敏感性和特异性均超过 90％。结核性胸腔积液中 ADA 常显著升高，有助于诊断；而恶性胸腔积液中 ADA 一般较低。而 LDH 值在恶性胸腔积液中明显增高，可达正常血清的 10～30 倍，在结核性胸腔积液中也可能增高，但仅轻度增高。

33. ACDE 大气道梗阻没有大声呼救的特征。

34. ABD A 项，在心肌梗死发病后尽快恢复冠状动脉血流，可以限制心肌坏死范围，防止或减少心肌梗死后心肌重构；B 项，对于晚期患者，也应该尽可能地恢复冠状动脉血流，以尽可能减轻心肌损伤；D 项，这些药物可以降低血压、改善心脏的收缩功能、减轻心肌重构，对于急性心肌梗死后的左心室重塑有积极的作用。

35. ABCDE 心房颤动是二尖瓣狭窄最常见的心律失常，也是相对早期的常见并发症，可能是患者就诊的首发症状；急性肺水肿是重度二尖瓣狭窄的严重并发症；20％的患者可能发生体循环栓塞，其中 80％伴心房颤动。血栓栓塞以脑栓塞最常见，约占 2/3，亦可发生于四肢、脾、肾以及肠系膜等动脉栓塞。来源于右心房的栓子可导致肺栓塞；右侧心力衰竭为晚期常见并发症；本病常有肺静脉压力增高和肺淤血，易合并肺部感染，感染后常诱发或加重心力衰竭。

36. BC A 项，两种并发症的发病年龄均有分布，没有绝对的年龄差异；D 项与 C 项相反，两种并发症脱水程度不同；E 项与 B 项相反。

37. CDE 急性胰腺炎的疼痛剧烈，需要进行镇痛处理。哌替啶是一种阿片类药物，具有镇痛和镇静作用，可有效缓解急性胰腺炎的疼痛。双氯芬酸利多卡因：联合使用的外周神经阻滞剂，可以减轻急性胰腺炎患者的疼痛，也不影响胰腺的血流灌注和胰液分泌。曲马多为合成阿片类镇痛药，对急性胰腺炎的疼痛也有一定缓解作用。

38. AE 老年人对胰岛素的耐受力低，并且老年人大脑对低血糖的耐受力低，因此老年人使用胰岛素后容易导致低血糖。

39. ABC 患者有外伤史，活动后出现腹痛加剧合并低血压休克，考虑可能出现腹腔脏器破裂引发的失血性休克，此类应迅速抗休克治疗，准备手术同时给予输血抗休克，完善相关检查明确出血位置。

40. AE 原因不明经口中毒的患者洗胃时，可选用的洗胃液为温开水和等渗盐水。

41. ABDE ECMO 的适应证：可逆性的呼吸衰竭伴严重低氧（氧合指数 < 80mmHg），或使用高水平 PEEP 辅助通气 6 小时仍不能纠正低氧；酸中毒严重失代偿（pH <7.15）；过高的平台压（如 >35～45cmH_2O）。

42. ABCDE A 项，室性心动过速是宽 QRS 波心动过速中最常见的类型，占 90％～95％。B 项，伴有室内差异性传导的室上性心动过速也可出现宽 QRS 波和巨大的假电晕，与室性心动过速难以区分。C 项，窦性心律时存在束支传导阻滞或室内传导阻滞的室上性心动过速也可能呈现宽 QRS 波，需要与室性心动过速区别开来。D 项，经房室旁道前传的快速室上性心律失常，如预激综合征所致的心动过速也可以出现宽 QRS 波。E 项，血流动力学不稳定的宽 QRS 波心动过速，即使不能立即明确心动过速的原因也应尽早电复律。这是因为某些室上性心动过速，如室上性心动过速伴快速路径逆行传导时，虽然 QRS 波形宽，但快速电刺激可以引起室颤甚至心脏骤停，因此需要进行立即电复律治疗。

43. ACDE 肥厚型心肌病的病因目前不完全清楚，主要认为是遗传因素，一般为常染色体显性遗传，60% ~ 70% 患者家族中有本病。Valsalva 动作可使回心血量减少，杂音增强而不是减弱。有时可能由于左心室肥厚后心内膜下与室壁内心肌中冲动不规则和延迟传导，Ⅱ、Ⅲ、aVF、V_1、V_2 上可出现深而不宽的病理性 Q 波。有梗阻的患者在超声心动图上可见二尖瓣前叶或腱索在收缩期前移（SAM 征）。第二心音可呈反常分裂，是由左心室喷血受阻，主动脉瓣延迟关闭导致。

44. ABCD A 项，对于 PLT < 20 × 10^9/L，出血严重或可能发生颅内出血的患者需要输注血小板。这是因为在这种情况下，由于血小板数量不足，机体无法进行有效止血。B 项，当患者的 PLT < 5 × 10^9/L 时，需要紧急输注血小板。这是因为此时患者的出血风险极高，需立即进行止血处理。C 项，对于拟对血小板减少患者进行损伤性医疗操作或手术的情况下，需要输注血小板。因为手术或治疗时会造成大量的出血，而血小板减少会导致止血功能下降。D 项，临近分娩的血小板减低患者需要输注血小板。因为在分娩过程中，子宫壁和阴道黏膜受到撕裂，会有大量出血，并可能影响母婴安全。

45. ADE 破伤风杆菌产生的外毒素是致病的主要原因。破伤风杆菌只有一种

血清型，即菌体表面上所表现出来的抗原特异性是相同的。其他的差异都是由于其质粒、噬菌体遗传信息的不同而导致的，因此这些差异与该菌的病原性无关，也不影响其治疗方法。鞭毛抗原也不能用于对破伤风杆菌进行血清型分类。

46. BCE 鼠疫菌体不含外毒素，但可产生内毒素；鼠疫杆菌是一种革兰阴性杆菌，是引起鼠疫的致病菌。尽管鼠疫杆菌可以在宿主体内生存并繁殖，但其对外界环境的适应能力并不强。相反，鼠疫杆菌对干燥、高温以及大多数消毒剂都很敏感。

47. ABCDE A 项，胰岛素缺乏、糖利用障碍及糖异生增加导致血糖升高，进而引起渗透性利尿脱水。胰岛素是调节血糖水平的重要激素，当胰岛素分泌不足或作用异常时会导致血糖升高。高血糖导致渗透性利尿，细胞内外液体失衡，引起脱水；B 项，胰岛素反向调节激素升高、糖利用障碍及糖异生增加导致血糖升高，进而引起渗透性利尿脱水。肝脏是糖异生的主要器官，当糖异生过多或糖利用受阻时，可导致血糖升高，从而引起渗透性利尿；C 项，肾功能障碍导致尿糖排出减少，加重高血糖高渗。肾脏是维持血糖水平的重要器官，当肾功能受损时，会导致尿糖排出减少，使高血糖状态进一步加重；D 项，患者脑功能障碍，口渴中枢不敏感，加重脱水。当脑部出现异常时，可能影响口渴中枢的正常功能，导致患者不易察觉口渴感，从而减少饮水量，使脱水症状更加严重；E 项，渗透性利尿脱水诱发加重肾、脑功能损害。长时间的渗透性利尿脱水会引起全身多个器官、特别是肾和脑的功能损害，影响机体的正常代谢和生理功能。

48. ABCD 吲哚美辛的不良反应包括阿司匹林哮喘、急性胰腺炎、溶血性贫血等。此外，还有可能出现消化道不适（如

恶心、呕吐、腹泻、腹痛等）、头痛、眩晕、过敏反应（如皮疹、荨麻疹、水肿、呼吸困难等）等症状。在使用吲哚美辛时应注意剂量和使用时间，避免超量或长期使用，以减少不良反应的发生。如果出现不适症状，应立即就医。

三、共用题干单选题

49. D 患者出现发热、剧烈头痛、呕吐和意识障碍等症状，体温升高，出现浅昏迷和颈抵抗阳性。脑脊液检查显示细胞数和白细胞计数增高，中性粒细胞百分比升高，这些结果与流行性乙型脑炎的特点相符。

50. E 意识变化是与乙脑加重最密切表现。

51. C 患者有脑水肿加重，颅压升高表现，应紧急脱水治疗，20% 甘露醇为首选。

52. E 在急诊的处理中，首先应该稳定患者的生命体征，进行氧疗。患者为前壁心肌梗死后并发心力衰竭，在急诊监护中提示低氧和房颤，而在吸空气的情况下，患者的血氧饱和度为80%，因此首要任务是解决低氧血症，以防止低氧血症引起的并发症。治疗方案包括双重抗血小板、强心＋利尿＋扩血管以及冠状动脉介入治疗（PCI），这些都是必须跟进的后续治疗措施。在没有明确感染证据的情况下，不应优先考虑抗感染治疗。

53. C 吗啡可减轻疼痛和濒死感，硝酸甘油扩张冠状动脉，呋塞米可用于心肌梗死后心衰的利尿治疗。心肌梗死急性期禁用洋地黄。口服阿司匹林＋替格瑞洛/波立维双重抗血小板聚集。

54. C 中年男性患者，慢性病程；低热、乏力、消瘦半年；6 年前曾输过血且有冶游史；查体见颈部及腋窝淋巴结肿大，无压痛，肝脾肿大；血白细胞和血小板数

偏低，血清抗－HIV 阳性，考虑艾滋病。

55. A 卡波西肉瘤是一种常见的艾滋病合并症，特别是在免疫功能受损的患者中。它是一种恶性肿瘤，常表现为皮肤和黏膜的肿块或斑块，可以发生在任何部位。根据患者临床表现中提到的右颈部和左腋窝的淋巴结肿大以及艾滋病的诊断，最可能的合并症是卡波西肉瘤。

56. C 应当及时评估患者生命体征情况，结合该患者临床症状和实验室检查进行确诊，及时填报传染病卡，向患者和家属告知病情并遵守保密原则，并及时转往传染病医院，进一步确定治疗方案，指导其家人及时到疾病预防控制中心进行 HIV 抗体检测。

57. D 确诊艾滋病的患者应进行抗－HIV 治疗、并发症的治疗、营养支持及免疫辅助治疗。

58. B 血流动力学参数提示高排低阻，符合脓毒症休克的血流动力学特点。SVRI 目前低于正常值，结合脓毒症指南，可给予去甲肾上腺素或者垂体后叶素升压。

59. E 小剂量多巴胺作用于多巴胺受体，可扩张肾动脉，但没有肾脏保护作用，脓毒症指南已不推荐。提高平均动脉压和人工胶体均不推荐。

60. E 在灾害现场附近设置红、黄、绿、黑 4 个区域。黄区是可暂缓处理的伤员，需要监测生命体征；黑区是已经死亡的伤员；红区是生命体征不平稳的伤员，须立即进行处理；绿区为轻伤，可以自行走动，暂不需要特殊处理。

61. E 地震伤造成严重伤情，主要类型有机械性致伤、挤压伤、休克、完全性饥饿、烧伤或冻伤。气体中毒为化学品爆炸或者火山爆发烟雾吸入所致。

62. D 患者经过查体及辅助检查已明确为钝性胸部损伤，同时合并有血气胸。

虽然患者目前持续低氧血症，但在进行人工通气前，需要优先解决气胸问题。由于人工通气是正压通气，可能会进一步加重气胸，导致医源性张力性气胸的形成，从而威胁患者的生命安全。

63. C 患者的双侧胸腔积液每小时约达 500ml，并且休克指数（SI）达到 1.3，表明患者正处于中度失血性休克状态。为了解决这一问题，需要进行紧急胸腔探查手术，找出出血点并在手术中予以止血。同时，需要积极清除胸腔内的血块，以降低伤后机化性肺炎发生的风险。根据情况，可以选择进行肋骨骨折复位内固定手术。

64. C 患者密闭环境发病，房内有炭火，须考虑木炭不充分燃烧产生一氧化碳（CO）。CO 为无色无臭的气体，结合碳氧血红蛋白水平，首先考虑一氧化碳中毒。

65. D 高压氧治疗适用于中、重度 CO 中毒或出现神经精神、心血管症状和血液 COHb 浓度 $\geq 25\%$ 者。

四、案例分析题

66. B 该患者最初有上腹部疼痛，后转移到脐周疼痛，下腹中部压痛，伴轻度肌肉紧张。白细胞计数增高，同时出现了胃肠道刺激症状等表现，提示（异位）阑尾炎是主要考虑的疾病。急性胃肠炎通常不会导致外周血 WBC 增高或粪便 WBC 阳性。盆腔炎症表现为下腹疼痛和直肠刺激征，同时可能伴有慢性腹痛病史。肠梗阻并不符合该患者的情况，因为其还存在着腹泻症状。

67. B 患者腹部 X 线平片出现液气平面的主要原因是腹泻，患者肠鸣音亢进，不考虑麻痹性肠梗阻引起，其余答案均为干扰项。

68. F 盆腔脓肿是阑尾炎术后并发症之一，表现为高热、腹胀、腹痛、全身中毒症状。盆腔脓肿有排尿障碍，里急后重，黏液便，直肠指检示直肠前壁饱满、压痛，有诊断价值。

69. BE 治疗盆腔脓肿的方法有 B 型超声引导下穿刺抽脓引流、腹腔镜下分离冲洗。

70. ABCDE 该患者出现了发热、乏力、食欲缺乏、腹胀和进行性黄染等症状，提示可能存在急性肝衰竭合并腹腔积液。患者的血清白蛋白（ALB）水平较低，可能是由于肝功能损害导致蛋白合成减少或丢失过多，造成血浆胶体渗透压降低，促使液体从血管内渗出到腹腔，导致腹水形成。患者有心力衰竭和冠状动脉粥样硬化性心脏病的病史，可能存在门静脉高压的情况。门静脉高压会导致肝内血液回流受阻，增加肝内静脉压力，促使液体从肝内渗出到腹腔，导致腹水形成。肝脏受损时，淋巴液生成可能增多，导致淋巴液排出减少，进而引起腹水形成。腹水导致患者的血清钠（Na^+）水平较低，引起继发性醛固酮水平增高，醛固酮的增加会导致水钠潴留，进而加剧腹水形成。患者的血液检查结果显示血红蛋白（Hb）和血小板（PLT）水平较低，可能是由于肾脏有效循环血量减少导致。肾脏有效循环血量减少会引起肾小球滤过率下降，导致水钠潴留，进而导致腹水形成。综上所述，患者腹水形成的原因可能是低蛋白血症、门静脉高压、肝淋巴液生成增多、继发性醛固酮水平增高和肾脏有效循环血量减少的综合作用。低钠、低钾血症则是腹水所致电解质紊乱的结果。

71. ABCEFGH 该患者曾有病毒性肝炎患者接触史，再结合症状、体征及检查结果，该患者存在病毒性肝炎和肝硬化，并且出现了消化道大出血，生命体征不稳定，需要在抢救室进行治疗。由于消化道病变可能导致出血，而无法排除食管胃底静脉曲张的可能性，因此需要禁食并使用药物以抑制胃酸分泌。为了明确出血的原因，可以考虑实施三腔二囊管插入术，并进行急诊胃镜检查。由于患者的 Hb 水平明显下降且有继续下降的趋势，需要进行输血治疗。同时，在不能排除感染的情况下，可以使用抗生素来控制感染。

72. ABCEFG 该患者出现了消化道大出血并有可能导致肝性脑病发生的情况，因此需要积极解决可能引发肝性脑病的原因，如电解质紊乱、消化道出血以及低血压等。同时，还需要采取措施来降低血氨水平，如通便和输注支链氨基酸等治疗方法。另外，患者出现嗜睡和胡言乱语，也可能与镇静药物的使用有关，应该暂停使用镇静药物。

73. ABCFG 患者在治疗后出现了心力衰竭症状，可能与其冠状动脉粥样硬化性心脏病以及心力衰竭有关。虽然不能排除液体过量导致的可能性，但首先应该排除急性心脏疾病，并积极进行完善的心脏相关检查，因此需要请心内科会诊。同时，限制患者的钠和水的摄入，并采取利尿、强心等对症治疗方法。需要注意的是，由于患者新近出现肝性脑病发作，应避免使用镇静药物来治疗心力衰竭症状。

74. ABCDFGI 患者有冠状动脉粥样硬化性心脏病的高危因素，应该警惕心血管事件的发生。但病史所提供的明确活动后明显，静息时缓解的表现，临床需进行肺栓塞的排查。

75. F 患者出现了低氧血症和低碳酸血症，同时 D - 二聚体水平升高，没有发现下肢血栓或心电图的典型征象，但考虑到患者的病史，仍然有可能存在肺栓塞。需要注意的是，患者的病情尚未明确，仍应警惕心血管事件的发生。

76. ABD 对于没有休克或持续低血

压的肺栓塞患者，需要进行风险评估。肺栓塞严重指数（PESI）是目前主要用于诊疗策略的帮助。只有高危的肺栓塞患者才考虑进行再灌注治疗。目前不建议在急性肺栓塞患者中常规使用下腔静脉滤器，因为其会增加深静脉血栓复发的风险。

77. BDEFG 如果患者有家族史，存在栓塞的情况，那么需要对其进行病因方面的筛查。其中与遗传相关的基因突变和抗凝血酶功能异常需作为原发性疾病的考虑。此外，在一些免疫相关的疾病中，如系统性红斑狼疮、抗磷脂抗体综合征等，也可能会发生栓塞。此外，对于年龄较大的栓塞患者，应进一步筛查是否患有肿瘤性疾病。

78. ABCDEFG 患者是高处坠落伤，需高度警惕骨盆骨折和腹部实质脏器损伤，需完善急诊 FAST 检查及 CT 检查；此外须评估患者其他脏器功能，为手术准备。

79. ABD 心电监护示窦性心动过缓，可考虑应用阿托品。

80. C 患者心率难以维持，出现心脏停搏，应肾上腺素静脉注射。

81. ABC 患者恢复自主心律，应考虑急诊手术，同时也要去甲肾上腺素维持血压和输血对症支持治疗。

82. ABCDGHI 如果患者有进食新鲜杏仁史，并且出现以神经系统症状为主的表现，但没有明显的神经定位体征或腹部体征，则应考虑氰化物中毒。对于这种情况，首先需要进行无创监测，如吸氧和心电、血压监测；如果存在高血压史，则需要进行心电图检查以了解心脏情况。同时，对于不明原因的昏迷患者，需要进行血常规和生化学指标检查以排除其他疾病，包括评估肝肾功能和电解质情况。如果动、静脉血气分析显示动、静脉血氧分压差缩小并且血乳酸（Lac）增高，则提示氰化物中毒的可能性。而通过测定血 CN^- 浓度可以明确诊断氰化物中毒。因此，可以通过这些方法来处理氰化物中毒的患者。

83. ABCDFGH 根据患者的病史资料，可排除肝性脑病、肺性脑病、3级高血压极高危、冠状动脉粥样硬化性心脏病、心源性休克、镇静催眠药中毒、颅内感染和脑出血等原因导致的昏迷。患者有吃新鲜杏仁的历史，同时动、静脉血氧分压差缩小，静脉血动脉化，Lac升高，这些指标提示氰化物中毒的可能性。此外，患者还有饮酒史，合并酒精中毒的可能性不能完全排除。综合分析，该患者可能是由氰化物中毒或氰化物中毒合并酒精中毒导致的昏迷。

84. BCDGHIJ 当怀疑患者可能出现氰化物中毒时，根据急诊OMI原则，需要建立静脉通路。然而，目前患者的血流动力学处于稳定状态，因此不需要进行快速扩容或使用血管活性药物。在这种情况下，高渗糖、新鲜血浆和白蛋白并不适合用于建立静脉通路。另外，目前还没有抗生素使用的迹象。因此，可以考虑使用生理盐水、含有维生素C的溶液来建立静脉通路。同时，由于头颅CT已经排除了脑出血的可能性，因此可以考虑使用活血化瘀的中药，例如丹红注射液来建立静脉通路。

85. ABCDEFG 对乙酰氨基酚为解热镇痛剂，呋塞米为利尿剂，均无应用指征，气管插管有创通气尚不必要，应用解毒药之后观察，酌情处理。其余选项都是氰化物解毒药物和措施。

86. ABDEF 患者是一名中年男性，患有高血压病。因持续时间较长的心悸和胸痛来就诊，不能排除快速心律失常或急性冠脉综合征的可能性。为了预测可能的抗凝和介入治疗，需要检查心电图和心肌酶水平。此外，还需要进行血常规、凝血

功能和肾功能等检查。

87. E 患者心电图提示室性心动过速，是宽QRS心动过速，伴有血流动力学不稳定，因此应予以电复律。

88. C 患者出现心悸伴胸闷、胸痛，既往有高血压病史，治疗欠规律。查体发现患者神志欠清，烦躁不安，心率快、低血压等症状，心电图提示室性心动过速。患者可能出现心源性休克。治疗首选肾上腺素1mg静脉注射，肾上腺素可增加心肌收缩力及心率，提高血压，从而改善心脏灌注。其他选项均不能立即改善患者情况。但需要注意的是，对于具体治疗还需结合医生的诊断和治疗方案进行综合考虑。同时，在治疗期间应加强监测患者的生命体征变化，并妥善处理突发情况。

89. A 患者出现心室颤动，应当立即予以除颤。

90. ABD 患者出现不明原因休克，既往有糖皮质激素应用史，要考虑内分泌性休克的可能。

91. ABDE 该患者出现恶心、呕吐伴乏力、食欲减退，腹痛、腹泻，意识不清等症状，既往服用激素20余年。查体发现皮肤干燥、弹性差，血压低、心率快等表现。此时应进行的检查包括留取血培养、血电解质、促肾上腺皮质激素（ACTH）和皮质醇、血糖检查等。因为该患者有长期使用激素的历史，并自行停药，可能导致肾上腺功能不足，从而引起血压下降、意识障碍等症状。血培养是为了排除感染的可能，血糖检查是为了排除高血糖的影响。

92. ABCDE 肾上腺危象的治疗原则是补充ACTH，纠正水、电解质紊乱和酸碱平衡，抗休克、抗感染。

93. AB 肾上腺危象是低血压的常见

原因之一；肾上腺危象需要早期经验性应用激素治疗；长期使用激素治疗可以抑制肾上腺皮质的功能，使其产生的激素分泌减少。在停药或急性应激情况下，患者可能会出现肾上腺危象。根据题干中患者有服用激素 20 余年的历史，可以推测患者可能存在肾上腺皮质功能抑制，从而容易出现肾上腺危象。

94. A 患儿已经出现发绀、呼吸困难、呼叫无反应 3 分钟被送入抢救室，此时需要进行基本生命支持。拍打婴儿足底可以观察有无疼痛反应，来判断患儿的意识状态；呼唤患儿可以检查患儿是否有呼吸和意识。

95. A 因为患儿有呼吸困难和心脏增大病史，突然出现发绀、呼叫无反应提示可能发生心搏骤停，需要立刻呼叫抢救小组，进行心肺复苏。

96. D 呼叫抢救小组后，接诊医生应首先确定患儿是否为心搏骤停，因此应首先触摸大动脉搏动。患儿为婴儿，颈部短不易触摸颈动脉，因此应触摸肱动脉或股动脉。

97. E 未触及动脉搏动提示患儿已发生心搏骤停，因此，按照美国心脏协会儿童基础生命支持流程，应立刻以胸外按压开始心肺复苏。接诊医生立刻开始以 100～120 次/分的速度开始胸外按压。此时，抢救小组成员 5 人赶到现场。

98. ABCEFGH 仔细询问病史、全面体格检查及取血标本送检不是此时紧急的工作。

99. AE 心搏骤停患儿心电图显示为直线，此时最重要的是高质量胸外按压和人工呼吸，同时应予肾上腺素，争取尽快恢复自主循环。选项 B 肾上腺素的浓度及剂量是错误的，复苏时肾上腺素静脉注射的剂量是 1∶10000 浓度 0.1ml/kg。除颤的指征为心电图显示为心室颤动或无脉性室性心动过速，同步电复律指征为室上性心动过速或有脉搏的室性心动过速。阿托品的适应证是有症状的心动过缓。在患儿无导致血容量减少的病史情况下，不存在低血容量引起心搏骤停的可能性。答案 H 和 I 的操作只会延误抢救时间。

100. ACDEGI 当心率恢复到 60 次/分以上时，可停止胸外按压。在自主循环恢复后，应当立刻评估患儿的神志、呼吸和循环状况，及时发现可能引起再次心搏骤停的病因及可能使预后恶化的情况，并及时处理。选项 A 在心率已恢复的情况下停止胸外按压，所以正确。选项 C、D、E、G、I 均是在自主循环恢复后对患儿展开的评估，发现异常采取纠正措施，所以是正确的。在自主循环刚刚恢复，呼吸、循环功能未稳定的情况下，将患儿带到心脏超声室或转运至 ICU 的途中存在巨大的风险，所以选项 B、H 是错误的。